编委会

主　编：王占祥　丁玉兰

副主编：朱海华　陈付红　赵莉莉

编　委（以姓氏笔画排序）：

厦门大学附属第一医院：

丁玉兰　马　蕾　王占祥　王　实　毛俊嬛　艾美花　朱海华　池清华

许丽旋　许淑君　阮　征　杜卫卫　李　伟　李秀梅　杨彩丽　连敏玲

吴杨玲　张玉丽　张丽月　张雪好　张锦婷　陈一霞　陈付红　陈亚丹

陈丽明　陈丽羡　陈玲炫　陈素锦　陈培英　陈彩虹　林文华　林　青

林慧娟　罗　芳　郑旋玲　赵　洁　荆小奚　钟　健　高艺桑　郭巧玲

席雅君　黄华玲　梁玉锋

深圳大学总医院：王俊蕊

厦门医学院：叶　菀

广州市机电技师学院：安成璋

湖北医药学院药护学院：李卓荣

福建中医药大学：张佳玉　林晓忆

厦门市妇幼保健院：郑蓉婷　赵莉莉

厦门大学附属翔安医院：胡慧芳

湖州市中心医院：彭思琦

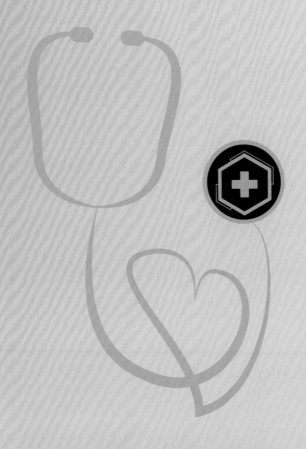

护理质量

持续改进实用案例:
PDCA、RCA、FMEA、QCC

王占祥　丁玉兰 ◎ 主编

厦门大学出版社 国家一级出版社
XIAMEN UNIVERSITY PRESS 全国百佳图书出版单位

图书在版编目（CIP）数据

护理质量持续改进实用案例：PDCA、RCA、FMEA、QCC / 王占祥，丁玉兰主编. -- 厦门：厦门大学出版社，2022.6（2025.5 重印）

ISBN 978-7-5615-8577-1

Ⅰ. ①护… Ⅱ. ①王… ②丁… Ⅲ. ①护理-质量管理 Ⅳ. ①R47

中国版本图书馆CIP数据核字(2022)第070783号

责任编辑　李峰伟　　黄雅君
封面设计　张雨秋
技术编辑　许克华

出版发行　**厦门大学出版社**
社　　址　厦门市软件园二期望海路 39 号
邮政编码　361008
总　　机　0592-2181111　0592-2181406(传真)
营销中心　0592-2184458　0592-2181365
网　　址　http://www.xmupress.com
邮　　箱　xmup@xmupress.com
印　　刷　厦门金凯龙包装科技有限公司

开本　720 mm×1 020 mm　1/16
印张　14.5
插页　3
字数　265 千字
版次　2022 年 6 月第 1 版
印次　2025 年 5 月第 3 次印刷
定价　49.00 元

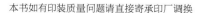

厦门大学出版社
微信二维码

厦门大学出版社
微博二维码

主编简介

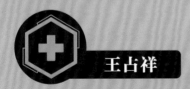

医学博士，厦门大学附属第一医院院长、主任医师，厦门大学教授、博士生导师，中国医疗行业最高奖"中国医师奖"获得者，享受国务院特殊津贴，入选省新世纪百千万人才工程，被评为福建省优秀留学归国人员，首届厦门市医学学术与技术带头人员；2018年获得"福建省卫生计生突出贡献中青年专家"及"福建省优秀科技工作者"称号；现任中国医师协会功能神经外科专家委员会全国委员、中国医药教育协会神经外科专业委员会副主任委员、中国抗癫痫协会理事、福建省医学会神经外科学会副主任委员、福建省医师协会神经外科专家委员会副主任委员、福建省中西医结合学会神经外科分会副主任委员、《中华神经外科杂志（英文版）》《中华神经医学杂志》《中华神经外科疾病研究杂志》《中国临床神经外科杂志》等12种专业杂志编委及审稿专家；完成了国内首例脑积水后巨颅畸形颅腔重建手术，填补了我国颅面外科领域的一项空白；组织成立了福建省首家脑起搏器植入治疗中心；承担国际交流课题2项，国家自然科学基金、中国博士后科学基金、国家出国留学启动基金等国家及省市级重点课题20余项；获得省部级以上科技进步奖11项。

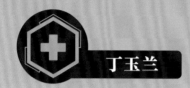

丁玉兰

　　硕士，　厦门大学附属第一医院主任护师、　护理总监，　厦门市卫生健康委员会医疗质量护理总监，　厦门大学教授、　硕士生导师，　福建中医药大学硕士生导师；　现任中国医院协会门急诊管理专业委员会委员、　中国研究型医院学会护理分会理事、　中华护理学会院感专业委员会委员、　中华中医药学会基层糖尿病防治专家指导委员会委员、　国家教育部学位中心研究生论文评议专家、　《中国卫生标准管理》　杂志委员、　《中国继续医学教育》杂志委员、　《中西医结合护理　（中英文）》　编辑委员会委员、　厦门市护理学会重症专业委员会主任委员；　曾任中华护理杂志编委、　中华医学会创伤学分会护理学组副组长、　福建省护理学会院感专业委员会副主任委员；组织参加全国卫生系统护士岗位创新技能竞赛，　并获儿科护理组第一名；2013 年带领厦门大学附属第一医院临床护理获批国家重点专科建设单位；出版专著 4 部，　发表论文 50 余篇；　获得福建省护理学会护理科技奖、　厦门市医学创新奖；　获国家专利 50 余项。

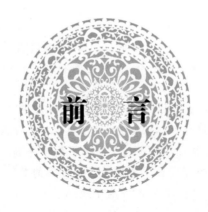

前　言

　　厦门大学附属第一医院为闽西南规模最大的一所集医疗、教学、科研、预防及康复于一体的三级甲等综合性医院。近10年来，医院快速提升发展，跻身福建省高水平三级甲等综合性医院第一梯队，是全国首家"双料"通过医疗卫生信息与管理系统协会（Healthcare Information and Management Systems Society，HIMSS）电子病历应用成熟度评估（electronic medical records adoption model，EMRAM）住院、门急诊双7级和国际JCI学术医学中心认证的大型综合性医院；已连续4年跻身"中国医院竞争力·顶级医院百强榜"，位列第86位，是闽西南唯一上榜的医院，实现了厦门市全国顶级医院百强榜零的突破；同时，在中国智慧医院HIC 100强排名全国第6，是全省首家"双通过"国家信息化建设标准的医院（国家互联互通标准化成熟度等级"五级乙等"、国家卫生健康委员会2018年度电子病历系统功能应用水平分级评价"五级医院"）。医院在2020年顺利通过中国医院竞争力五星级医院认证，并成为全国首家智慧医院HIC 7级的医院。

　　医院在追求高水平、高质量的医疗技术的同时，积极推行人性化的管理和运行机制。由管理者对医疗基础质量、过程质量、终末质量进行全程、全方位控制，最大限度地保障患者的安全。厦门大学附属第一医院按照国家等级医院评审标准，建立了系统的患者安全流程的改造和服务体系运行的改进。护理管理者从护理服务的薄弱环节、关键环节和存在的普遍问题入手，制定护理质量管理重点、难点，建立制度，改进流程，持续不断地提高护理质量，对全院的护理质量进行监测，通过护理质量指标的监测促进医疗护理服务质量的持续改进。

　　为了倡导和支持全院护理人员共同参与护理质量改进，护理部组织培训课程,从质量改进的意义、目的、各种质量改进的方法,如 PDCA、RCA、FMEA、QCC 等各个方面进行培训。同时,在全院开展 QCC 和 PDCA 的实例展示及评比活动,搭建交流平台,提高全院护理人员的质量改进能力,为全员参与质量改进计划奠定基础。

《护理质量持续改进实用案例:PDCA、RCA、FMEA、QCC》一书,以临床实践中护理质量改进的案例为依据,运用科学的质量改进工具,不断地改进护理工作流程,持续地提高护理质量,是护士的专业能力和有效照护的行为体现。本书展示一线护理人员掌握质量改进工具的熟练水平,同时,通过列举厦门大学附属第一医院护理工作中的 PDCA、RCA、FMEA、QCC 临床实用案例,成为护理管理者和临床护理人员运用现代质量改进工具来提高护理质量的引玉之石、铺路之砖,也是对我们莫大的鼓励。

本书在编写的过程中参考、借鉴了有关的资料,向相关人员表示感谢!

由于编者水平有限,不妥之处在所难免,恳请广大读者谅解并惠予指正,以期日趋完善。

王占祥
厦门大学临床医学教授
厦门大学附属第一医院院长
丁玉兰
厦门大学临床医学教授
厦门大学附属第一医院护理总监

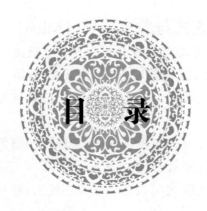

目 录

第一章

质量环(PDCA)

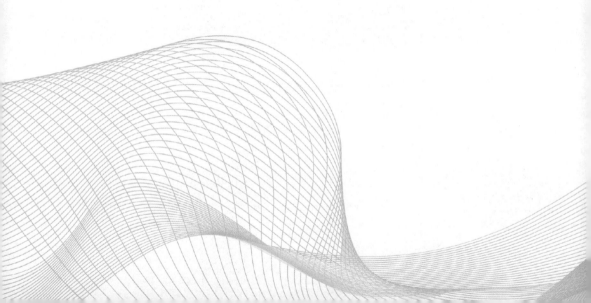

第一节　PDCA 概述

PDCA 循环又叫质量环，是管理学中的一个通用模型。PDCA 是"plan"（计划）、"do"（实施）、"check"（检查）和"action"（处置）的首字母组合。最早由美国学者休哈特于 1930 年提出构想，1950 年被美国质量管理专家戴明博士再度挖掘出来，加以广泛宣传并运用于持续改善产品质量的过程。PDCA 循环作为全面质量管理体系运转的基本方法，其实施过程需要搜集大量数据资料，并综合运用各种管理技术和方法。这个过程就是按照 PDCA 循环，周而复始地运转。

PDCA 循环就是按照计划（plan）、实施（do）、检查（check）和处置（action）这样的顺序进行质量管理，并且循环不止的科学程序。以上 4 道过程不是运行一次就结束，而是周而复始地进行，一个循环完了，解决一些问题，未解决的问题进入下一个循环，PDCA 循环是爬楼梯上升式的循环，大环套小环，小环保大环，互相促进，推动大循环，每转动一周，质量就提高一步。

一、实施阶段

计划（plan，P）：明确问题并对可能的原因及解决方案进行假设。

实施（do，D）：实施行动计划。

检查（check，C）：评估结果。

处置（action，A）：如果对结果不满意要重新返回到计划阶段，如果结果满意就对解决方案进行标准化。

二、八个步骤

步骤一：分析现状，找出问题。强调的是对现状的把握和发现问题的意识、能力，发掘问题是解决问题的第一步，是分析问题的先决条件。

步骤二：分析产生问题的原因。找准问题后分析产生问题的原因至关重要,运用多种科学方法,把导致问题的所有原因找出来。

步骤三:要因确认。区分主因和次因是有效解决问题的关键。

步骤四:拟定措施,制订计划(why、what、where、who、when、how,5W1H)。为什么制定该措施(why)? 要达到什么目标(what)? 在何处执行(where)? 由谁负责完成(who)? 什么时间完成(when)? 如何完成(how)? 措施和计划是执行力的基础,尽可能使其具有可操作性。

步骤五:执行措施,执行计划。高效的执行力是组织完成目标的重要一环。

步骤六:检查验证,评估效果。

步骤七:标准化,固定成绩。标准化是维持企业治理现状不下滑,积累、沉淀经验的最好方法,也是企业治理水平不断提升的基础。可以这样说,标准化是企业治理系统的动力,没有标准化,企业的业绩不但不会进步,反而会下滑。

步骤八:处理遗留问题。所有问题不可能在一个 PDCA 循环中全部解决,遗留的问题会自动转入下一个 PDCA 循环,如此,周而复始,螺旋上升。

第二节 PDCA 案例

案例1 提高类风湿关节炎住院患者手关节操的知晓率

研究背景

类风湿性关节炎是一种以累及周围关节为主的系统性炎性自身免疫性疾病,以出现晨僵、关节肿胀、关节疼痛、关节畸形及功能障碍为关节主要表现,严重影响患者的生活质量。有文献表明,有益的锻炼不仅可使关节周围的肌肉更加有力,使关节得到更强的支持,而且可以缓解肌肉紧张引起的疼痛。类风湿关节炎患者手腕关节最易受累,占90%以上,所以手关节操对类风湿关节炎患者的康复起了重要的作用。本小组前期通过问卷调查,发现本病区类风湿关节炎患者对手关节操知晓率低,患者普遍重药物治疗,轻关节的康复锻炼,依从性差。通过充分讨论,本小组以指导患者进行手关节操康复锻炼进行干预,协同药物治疗共同维持患者关节的正常生理功能,最大限度地保持患者的日常生活和工作能力。

现状分析及原因

2019 年 4—6 月，对类风湿关节炎手关节操合格率进行调查，合格率分别为 48.39%、44.44%、51.35%，具体见表 1 和图 1。

表 1　类风湿关节炎手关节操合格率调查表汇总

样本月份	合格人数	总人数	合格率/%
2019 年 4 月	15	31	48.39
2019 年 5 月	16	36	44.44
2019 年 6 月	19	37	51.35

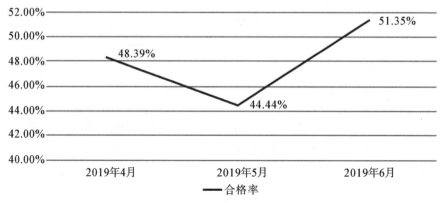

图 1　类风湿关节炎手关节操干预前合格率

类风湿关节炎手关节操知晓率各类项目调查汇总见图 2。

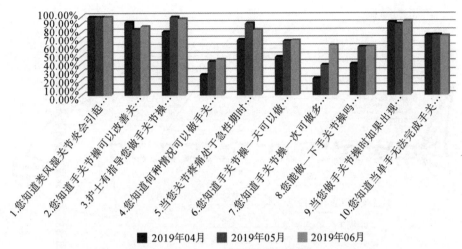

图中横坐标项目：

1.您知道类风湿关节炎会引起…
2.您知道手关节操可以改善关…
3.护士有指导您做手关节操…
4.您知道何种情况可以做手关…
5.当您关节疼痛处于急性期时…
6.您知道做手关节操一天可以做…
7.您知道手关节操一次可做多…
8.您能做一下手关节操吗…
9.当您做手关节操时如果出现…
10.您知道当单手无法完成手关…

■ 2019年04月　■ 2019年05月　■ 2019年06月

图2　类风湿关节炎手关节操知晓率各类项目调查汇总

1.护士因素

（1）工作繁忙，抽不出时间。

（2）对康复锻炼的重要性重视不够。

（3）宣教能力参差不齐，宣教方法不当，时机不对。

（4）护理人员责任心、耐心不足，宣教后未及时评价效果及再干预。

2.患者因素

（1）患者文化程度低，年老体弱，记忆力差。

（2）重药物治疗，轻康复锻炼。

（3）患者疾病引起不适，无心学习。

（4）短期效果欠佳，影响依从性。

3.组织管理及其他

（1）缺乏支持，宣教手段单一。

（2）缺乏奖惩机制。

（3）监督不够，缺乏执行力。

（4）对护理人员培训不够，培训未全面覆盖。

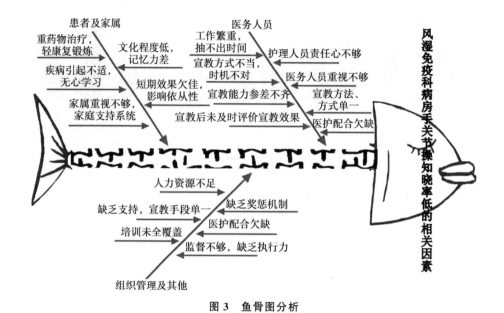

图 3　鱼骨图分析

一、P（计划）

经加强干预后本病区类风湿关节炎住院患者手关节操的知晓率达 80%
及以上。

(1)加强全科护理人员的手关节操培训。

(2)强调入院患者手关节操宣教的落实与实施。

(3)加强患者健教实施质控，提高责任护士责任心。

(4)加强护患之间的沟通，提高患者康复锻炼的依从性。

(5)多与患者家属沟通，强化家庭支持系统的支持。

(6)加强医护合作，增加患者对康复锻炼的参与度。

表 2　类风湿关节炎手关节操知晓率监测计划

是什么(指标的类别,如战略优先改进举措或各个科室/服务部门): 风湿免疫科	对象: 科室工作人员	什么时候(完成日期): 2020 年 2 月
绩效指标名称: 类风湿关节炎手关节操知晓率 分子:科室知晓手关节操知识的类风湿关节炎住院患者人数 分母:科室被调查的类风湿关节炎患者人数 指标的初始来源: 现场察看、护理质控	选择指标的基本原理: 类风湿性关节炎是一种以累及周围关节为主的系统性炎性自身免疫性疾病,以出现晨僵、关节肿胀、关节疼痛、关节畸形及功能障碍为主要关节表现,严重影响患者的生活质量。类风湿关节炎患者手腕关节最易受累,占 90% 以上,手关节操可对类风湿关节炎患者的康复起重要的作用	指标的类型(勾选一项): □ 结构 □ 程序 □ 结果 ✓ 程序和结果
预期的报告周期:2019 年 7 月 — 2020 年 2 月		数据评估的频率:(勾选一项) □ 每天　　□ 每周 ✓ 每月　　□ 其他
数据收集方法(勾选一项):□ 回顾性　✓ 共存性		目标样本和样本大小(n): 科室类风湿关节炎患者 监控领域:风湿免疫科
请为数据汇总和分析计划做出解释: (1)每月统计类风湿关节炎患者手关节操知晓率,分析知晓率低的原因 (2)持续监测,对波动较大的时点进行分析,持续改进		
请说明如何向员工传达数据结果: (1)通过晨会、科室的质控会向员工传达监测数据 (2)通过网络向护理质量管理委员会报告数据		
审计工具名称或文件名(随附审计表格工具): 趋势图		

二、D(实施)

(1)在护士长的主持下,全科护理人员进行手关节操的知识培训,并将课件上传至科室微信群及"317护"平台,强化类风湿关节炎患者的入科手关节操的宣教。

(2)增加培训的覆盖面,加强对新入科轮转及实习护士的手关节操的培训及实践技能的演练。

(3)根据患者及家属的文化程度及接受能力,通过提供纸质材料、视频、"317护"平台、面授示范等多渠道对患者进行手关节操锻炼的知识指导。

(4)强调责任护士责任心,加强质控力度,落实患者的康复功能指导的健康教育。

(5)打印手关节操的纸质图片,提供给每个责任组,便于患者入院时进行宣教。

(6)通过个体指导、集中培训、示范等对患者进行手关节操锻炼的指导,鼓励患者之间结伴锻炼,相互帮带;介绍成功案例,增强患者的信心。

(7)住院期间及时客观地对患者进行宣教效果的评价,效果差的,通过反复示范及讲解、观看视频等多渠道的方法,增强患者的记忆力。

(8)出院指导强调关节康复锻炼的重要性,使患者能在遵医嘱规律用药的同时,自觉将手关节操锻炼作为日常生活的一部分。

(9)加强医护合作,对于欠配合的患者,可通过医生协助沟通,增加患者及家属对康复锻炼的认同感及参与度。

(10)告知患者在关节出现疼痛加剧、炎症指标等异常偏高或身体不适,血压、体温等异常时,应暂停行手关节操锻炼,以免加重病情。

(11)多与患者家属沟通,尽量争取家庭支持系统的积极参与,督促及指导患者正确进行手关节操锻炼。

三、C(检查)

有形成果:经过一段时间的干预与监督后,类风湿关节炎住院患者对手关节操知识的知晓率逐步提高,2020年2月的类风湿关节炎手关节操知晓率为100%。

无形成果:PDCA方法的运用,使科室的团队精神和管理能力得到提高。

持续的监测效果见表3、表4和图4。

表3 类风湿关节炎手关节操知晓率调查表汇总

样本月份	知晓率/%									
	1.您知道类风湿关节炎会引起关节畸形吗?	2.您知道手关节操可以改善关节功能,预防肌肉萎缩吗?	3.护士有指导您做手关节操吗?	4.您知道何种情况可以做手关节操吗?(如急性活动期关节炎症消退、生命征平稳、血沉低于50 mm/h等)	5.当您关节疼痛处于急性期时可以做手关节操吗?	6.您知道手关节操一天可以做几次吗?	7.您知道手关节操一次可做多久吗?	8.您能做一下手关节操吗?(根据患者能演示的情况打分:一节2分,共5节)	9.当您做手关节操时如果出现疼痛加剧能否继续锻炼?	10.您知道当无手法完成手关节时,能否由另一手协助完成?
2019年7月	100.00	96.77	100.00	43.87	96.77	74.19	70.97	47.10	96.77	80.65
2019年8月	100.00	96.97	100.00	53.33	93.94	57.58	63.64	52.12	96.97	78.79
2019年9月	100.00	96.77	100.00	56.77	96.77	75.81	56.45	54.84	87.10	77.42
2019年10月	100.00	100.00	100.00	59.43	100.00	87.14	67.14	60.00	97.14	77.14
2019年11月	100.00	100.00	100.00	49.71	100.00	74.29	62.86	71.71	100.00	97.14
2019年12月	100.00	100.00	100.00	44.00	97.14	88.57	74.29	56.00	96.00	88.57
2020年1月	100.00	100.00	100.00	52.59	96.30	88.89	66.67	60.00	93.33	96.30
2020年2月	100.00	83.33	100.00	28.33	100.00	100.00	100.00	60.00	100.00	100.00

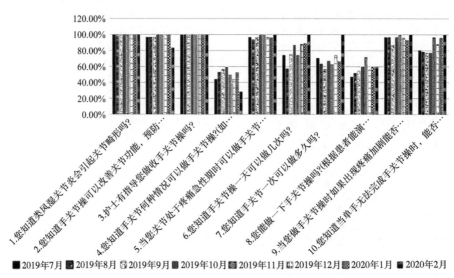

■2019年7月 ■2019年8月 ▨2019年9月 ⫘2019年10月 ▦2019年11月 ▥2019年12月 ▨2020年1月 ■2020年2月

图4　类风湿关节炎手关节操知晓率干预后各类项目汇总

表4　类风湿关节炎手关节操合格率调查表汇总

样本月份	合格人数	总人数	合格率/%
2019 年 7 月	18	31	58.06
2019 年 8 月	20	33	60.61
2019 年 9 月	22	32	68.75
2019 年 10 月	26	35	74.29
2019 年 11 月	25	35	71.43
2019 年 12 月	27	35	77.14
2020 年 1 月	21	27	77.78
2020 年 2 月	5	6	83.33

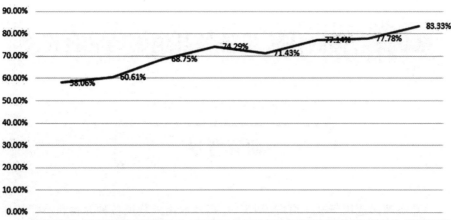

图5　类风湿关节炎手关节操干预后合格率

四、A(处置)

经过干预,病区类风湿关节炎住院患者手关节操知识知晓率从48.39%升高至83.33%,达到了预期目标。

但是,由于存在患者住院时间不长、部分上了年纪的患者对相关知识掌握不牢等情况,因此为了加强患者对手关节操知识的掌握,改善计划的实施上还有优化和改善的空间,如:

(1)住院全程持续进行健康教育,让所有住院患者对类风湿关节炎手关节操的相关知识掌握更全面。

(2)为有条件的患者提供视频,供其长期回放、练习。

(3)对出院患者,出院后一周内进行回访时再次对手关节操的相关知识的掌握进行口头评估,对存在的遗忘或者误解之处给予提醒或纠正。

(4)通过不同形式持续对出院患者进行手关节操知识宣教,如网络咨询、义诊等。

(5)类风湿关节炎属于慢性病,在患者再次住院时进行再评估、再教育,持续提升患者对手关节操知识的掌握。

案例 2　提高住院患者外耳道滴药的合格率

研究背景

　　耳滴药法适用于软化耵聍、消炎、止痛及取出外耳道各种异物和治疗外耳道、鼓膜及中耳疾病等。正确的外耳道滴药是治疗有效的基础，但在临床上，常常由于医务人员宣教效果不佳，患者对滴耳药使用不当而治疗无效，甚至发生不良后果，故正确使用滴耳药是非常重要的。

现状分析及原因

表1　2018年3月科室住院患者外耳道滴药调查表

月份	合格人数	调查总人数	合格率/%
3月	7	20	35

　　注：合格率＝合格人数/调查总人数×100％。

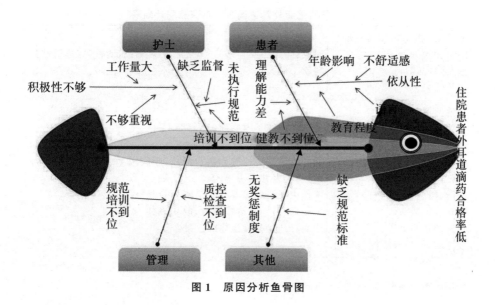

图1 原因分析鱼骨图

PDCA循环

一、P(计划)

(1)科室有外耳道滴药规范操作的流程及质量控制的标准。

(2)加强护理人员对外耳道用药患者健康宣教的重视,指导滴药时的正确体位,减轻患者不舒适感,提高患者及其家属的配合度。

表2　住院患者外耳道滴药合格率监测计划表

是什么（指标的类别，如战略优先改进举措或各个科室/服务部门）：头颈外科	对象：科室工作人员	什么时候（完成日期）：2018年7月
绩效指标名称：住院患者外耳道滴药合格率 分子：住院患者外耳道滴药合格人数 分母：住院患者外耳道滴药总调查人数 指标的初始来源：现场察看、护理质控	选择指标的基本原理：耳滴药法适用于软化耵聍，消炎、止痛及取外耳道各种异物和治疗外耳道、鼓膜及中耳疾病等。但在临床工作中观察到患者外耳道滴药合格率较低，易导致治疗无效，故正确使用滴耳药是非常重要的。	指标的类型（勾选一项）： □结构 □程序 □结果 ✓程序和结果
预期的报告周期：2018年4—7月		数据评估的频率：（勾选一项） □每天　　□每周 ✓每月　　□其他
数据收集方法（勾选一项）：□回顾性　✓共存性		目标样本和样本大小（n）：头颈外科住院的需外耳道滴药患者（20）监控领域：头颈外科
请为数据汇总和分析计划做出解释： （1）每月统计头颈外科住院患者外耳道滴药合格率，分析合格率低的原因 （2）持续监测，对波动较大的时点进行分析，持续改进		
请说明如何向员工传达数据结果： （1）通过晨会、科室的质控会向员工传达监测数据 （2）通过网络向护理质量管理委员会报告数据		
审计工具名称或文件名（随附审计表格工具）：趋势图		

二、D（实施）

1.加强培训

护士长组织全体人员讨论并参与制定外耳道滴药操作规范流程及质量控

制标准,采取多种形式进行培训,完善流程和标准,并不断强化;不定时抽查,发现问题现场进行督导。

2.重视沟通

责任护士在患者住院时即向患者及其家属进行健康宣教,提高患者接受度和配合度;向患者及家属讲解正确外耳道用药的目的,如沟通不畅可请高年资护士或护士长进行沟通解释;及时反馈患者的感受,不断完善工作质量。

三、C(检查)

表3 2018年4—7月头颈外科住院患者外耳道用药调查表

月份	4月	5月	6月	7月
调查人数	20	20	20	20
合格人数	9	13	16	17
合格率/%	45	65	80	85

(1)护士长不定期对外耳道用药患者进行检查并询问患者感受,对检查结果进行晨会反馈。

(2)科室责任组长加强督导,并及时反馈给当天责任护士。

经过4个月的监测,患者外耳道滴药合格率有所改善,见图2和图3。

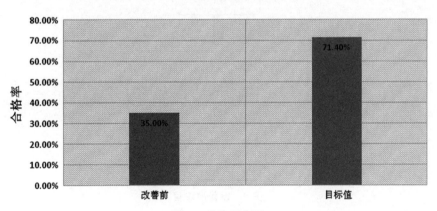

图2 改善幅度图

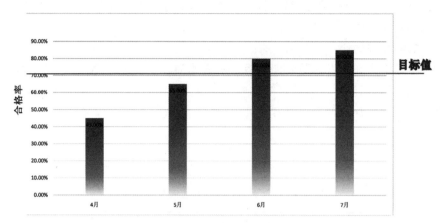

图 3 效果分析图

四、A(处置)

(1)科室有外耳道滴药规范操作的流程(图 4 和图 5)及质量控制的标准，经效果确认为有效对策，并维持完善。

(2)通过护士健康宣教，患者及家属能自觉配合合理用药，效果良好。

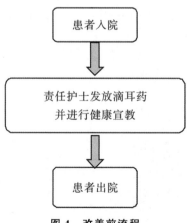

图 4 改善前流程

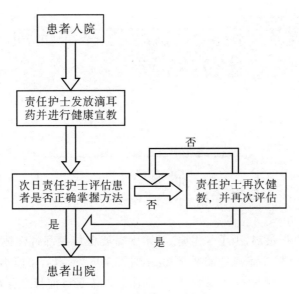

图 5 改善后执行流程图

案例3　提高甲状腺患者术前颈过伸体位执行率

研究背景

　　甲状腺位于颈部,因手术需要,手术中需要保持颈部过伸体位超过60分钟,复杂的甲状腺手术可能需要2~3小时甚至更久,术后可能出现颈椎肿痛、头晕、头痛、恶心、呕吐等严重症状,颈部体位训练是目前行之有效的减轻术后上述症状的方法。术前颈过伸体位训练能有效预防术后体位综合征。

现状分析及原因

1.主观原因

　　(1)医护人员方面:医护人员对甲状腺患者术前颈过伸体位的重要性认识不足。

　　(2)患者方面:缺乏甲状腺患者术前颈过伸体位训练的知识。

2.客观原因

　　(1)医护人员方面:疾病知识培训不到位;特殊的体位训练容易被忽视,需要得到重视;责任护士对甲状腺患者术前颈过伸体位的宣教不到位;医护之间沟通不到位,跨部门合作较少。

　　(2)患者方面:接受甲状腺疾病相关教育甚少;颈过伸体位对甲状腺手术患者椎动脉供血有一定影响。

表1　2020年3—5月患者术前颈过伸体位执行率

项目	2020年3月	2020年4月	2020年5月
甲状腺患者术前颈过伸体位执行人次	72	63	60
甲状腺手术患者人次	104	94	89
患者术前颈过伸体位执行率/%	69.00	67.02	67.41

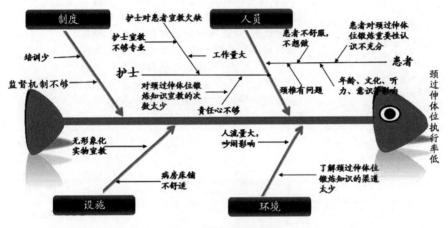

图1　原因分析鱼骨图

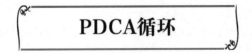

PDCA循环

一、P(计划)

(1)加强对甲状腺患者术前颈过伸体位训练相关知识培训,提高患者术前颈过伸体位训练执行率;促进医护人员之间的有效沟通,增加跨部门间的合作。

(2)提高患者对甲状腺疾病知识的了解程度,讲解术前颈过伸体位训练的重要性,使者更容易接受术前颈过伸体位训练。

表 2　普外科提高甲状腺患者术前颈过伸体位执行率监测计划

是什么(指标的类别,如战略优先改进举措或各个科室/服务部门)：普外科	对象：科室工作人员	什么时候(完成日期)：2020 年 12 月
绩效指标名称：甲状腺患者术前颈过伸体位执行率 分子：科室甲状腺患者术前颈过伸体位执行人数 分母：科室所有甲状腺手术患者人数 指标的初始来源：现场察看、护理质控	选择指标的基本原理：甲状腺手术中多需要采用颈部过伸体位,便于术野充分显露,但这种颈部过伸仰卧位使颈部肌肉处于被动拉伸状态,长时间维持该体位使患者极易产生疲劳不适,伴发甲状腺体位手术综合征;通过甲状腺术前颈部体位训练方法,使患者逐渐适应颈部过伸体位,减少患者术后不适	指标的类型(勾选一项)： □结构 □程序 □结果 ✓程序和结果
预期的报告周期：2020 年 6—12 月		数据评估的频率：(勾选一项) □每天　　□每周 ✓每月　　□其他
数据收集方法(勾选一项)：□回顾性　✓共存性		目标样本和样本大小(n)：科室需要行甲状腺手术的患者 监控领域：普外科
请为数据汇总和分析计划做出解释： (1)每月统计甲状腺患者术前颈过伸体位执行率,分析执行率低的原因 (2)持续监测,对波动较大的时点进行分析,持续改进		
请说明如何向员工传达数据结果： (1)通过晨会、科室的质控会向员工传达监测数据 (2)通过网络向护理质量管理委员会报告数据		
审计工具名称或文件名(随附审计表格工具)： 趋势图		

二、D(实施)

1.加强护士的宣教意识及宣教水平

(1)对全科护士进行颈过伸体位锻炼的培训,要求全员掌握。

(2)提高护士对颈过伸体位重要性的认识,要求护士对所有入院待手术患者宣教。

(3)每日由专人动态了解当日新入院患者宣教情况,针对当日宣教不到位者进行当日整改。

2.加强患者的执行意识

(1)向患者强调颈过伸体位的重要性。

(2)护士床边示范,让患者对颈过伸体位的认识更加深刻。

(3)建议家属参与监督患者。

(4)每天床边交班时责任护士落实患者执行情况。

3.增加患者了解相关知识的渠道

(1)入院前门诊医生健教并发放宣传手册。

(2)在病房醒目处设置宣传栏。

(3)入院时责任护士宣教并发放宣传手册。

三、C(检查)

(1)护士长对科室所有甲状腺手术患者进行持续监控,收集数据,并进行统计分析。

(2)经过综合干预及团队协作,甲状腺患者术前颈过伸体位执行率较前提高(表3)。

(3)责任护士加强对甲状腺手术患者的健康宣教,患者对疾病知识的了解程度及术前颈过伸体位训练依从性提高。

表3 2020年6—12月患者术前颈过伸体位执行率

项目	2020年6月	2020年7月	2020年8月	2020年9月	2020年10月	2020年11月	2020年12月
甲状腺患者术前颈过伸体位执行人次	89	85	87	73	83	117	98
甲状腺手术患者人次	100	97	92	81	83	122	104
患者术前颈过伸体位执行率/%	89.00	87.63	94.57	90.12	100.00	95.90	94.23

四、A（处置）

科室规范甲状腺手术患者术前颈部过伸体位训练及健康教育流程（图2），加强团队和跨部门合作，提高患者的依从性。

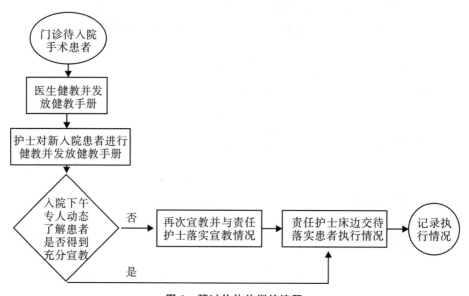

图2　颈过伸体位训练流程

案例 4　提高手术室 Time-out 的正确执行率

研究背景

　　"Time-out"即术前暂停期,准备划刀(操作)前,应有一段短暂的作业静止期(Time-out),整个手术团队全体人员必须参加此环节。术前暂停期是在即将开始手术前,手术医师、手术室护士和麻醉医师暂停一切其他活动,执行手术开始前安全核查,由主刀医师主持,三方共同核查患者身份(姓名、性别、年龄、病案号)、手术方式、手术部位与标识、手术知情同意,并确认风险预警等内容;核查术中物品、仪器、可能的植入物准备及特殊用药情况。

　　2008 年 6 月,世界卫生组织(World Health Organization,WHO)开展了"安全手术,拯救"的计划,其中最重要的是围术期的手术安全核查。根据国际联合委员会(Joint Commission Intertional,JCI)评审标准中"国际患者安全目标"(International Patient Safety Goals.4,IPSG.4),即确保正确的患者、正确的部位、正确的操作,手术前 Time-out 是确保手术安全的重要环节,必须严格执行。2010 年,卫生部中心质量管理委员会颁布了《〈手术安全核查制度〉实施细则》,将实施安全核查作为一项核心内容纳入手术系统科室。我院于2014 年修订《确保正确的手术部位、操作和患者的制度》,制度中的"Time-out"是一个新概念,据调研,手术前 Time-out 的执行效果不佳,因此,2014 年我院将实施术前安全核查(Time-out)工作作为重点监控指标。经过抽查,发现"Time-out"执行率不高,存在安全隐患。

现状分析及原因

　　目前,我院每年手术量达 5.2 万台,每日大量的患者入院行手术治疗,麻醉手术科有 29 间手术室，平均每天开展手术量达 120 余台，工作量大，存在较大的安全隐患。2014 年，医院修订手术室内安全核查的内容及流程，明确规定手术开始前，手术医师、手术室护士和麻醉医师暂停一切其他活动，执行手术开始前安全核查（Time-out）。手术室及医务部通过手术室实地随机抽查，观察手术室内 Time-out 的执行情况，发现正确执行 Time-out 的手术比例较低，2015 年 1 月抽查 160 台，2 月抽查 145 台，正确执行率分别为 73.13%、67.86%。

Time-out 是 IPSG 章节的重要衡量要素之一，医务部与护理部、麻醉手术科、计算机信息中心等人员就此问题进行讨论，梳理 Time-out 具体的实施细节，明确作业流程的规范操作，了解手术团队的作业态度及知晓情况、监管机制等因素。

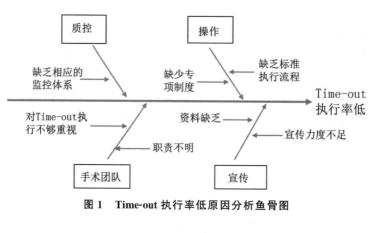

图 1　Time-out 执行率低原因分析鱼骨图

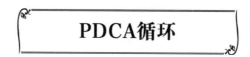

一、P（计划）

（1）2015 年 3 月，成立由 11 人组成的科室质量改进小组，成员包括科室的主任、麻醉医师、护士长、医师、护士及医务部员工。

（2）质量改进小组采用头脑风暴形式从医务人员、制度、流程、监管机制等方面梳理手术室 Time-out 的正确执行率低的原因，制定相应的对策。

（3）提高手术室医护团队对执行 Time-out 程序重要性的认知。

(4)制定考核标准,完善监督方法,提高 Time-out 制度的落实率。

(5)通过团队协作,制订指标监测计划(表1)。

表1 Time-out 程序指标监测计划

是什么(指标的类别,如战略优先改进举措或各个科室/服务部门):麻醉手术室	对象:陈××(麻醉手术室护士长副主任护师)	什么时候(完成日期):2016年2月29日
绩效指标名称: 手术室 Time-out 的正确执行率:手术开始前,按规定的 Time-out 流程正确执行术前安全核查的手术例数所占百分比 分子:抽查的正确执行 Time-out 的手术例数 分母:抽查的手术 指标例数的初始来源:现场监控、监控系统	选择指标的基本原理:术前安全核查是杜绝错误手术发生的最后一道重要关卡。手术前 Time-out 是确保手术安全的重要环节,必须严格执行。卫生部中心质量管理委员会也颁布了《〈手术安全核查制度〉实施细则》,将实施安全核查作为一项核心内容纳入手术系统科室。手术前 Time-out 作为我院一项新的作业流程,正确执行效果不佳,因此监测该项指标有重要意义	指标的类型(勾选一项): □结构 □程序 □结果 ✓程序和结果
预期的报告周期: 2015年2月1日—2016年2月29日		数据评估的频率(勾选一项): □每天 □每周 □其他 ✓每月
数据收集方法(勾选一项): □回顾性 ✓共存性		目标样本和样本大小(n):随机抽查当月手术例数的10% 监控领域: 麻醉手术室

指标的目标和/或阈值:100%

请为数据汇总和分析计划做出解释:

(1)每月手术 Time-out 的正确执行率

(2)持续监测,对波动较大的时点进行分析,持续改进

请说明如何向员工传达数据结果:

(1)通过晨会、科室的质控会向员工传达监测数据

(2)通过网络向护理质量管理委员会报告数据

审计工具名称或文件名(随附审计表格工具):

趋势图

二、D（实施）

1.丰富培训方式,提高培训效果

（1）与医务部联合,多方参考并制定 Time-out 执行的标准程序,规定统一由主刀医师发起 Time-out 程序,增加其权威性。在流程制定方面做到简洁明了,重点突出,并运用于临床手术。

（2）模拟训练：组织全院外科系统进行 Time-out 程序的培训,包括整个外科手术医生、麻醉医师及护士。培训方式以理论结合实践的方式,理论培训后,分小组进行团队练习,设置某手术场景,团队分组示范演练,专人指导及点评。

（3）麻醉手术室在手术室的晨会上反复强调执行 Time-out 的重要性,在业务学习时加强 Time-out 执行程序的培训,培训后考核,保证手术室人人掌握,并牢记于心。

2.加强宣传及推广

（1）由医务部主导、外科团队全力配合,完成拍摄关于执行 Time-out 程序的视频,用于标准规范的学习,并在全院推广。

（2）在手术室及科室制作 Time-out 的宣传栏,加强对执行 Time-out 的教育学习。

（3）制作使用 Time-out 巾（在醒目的橙色毛巾上面印有"Time-out"字样,见图2）,在手术铺单后,由洗手护士将其铺于手术切口上,提示手术团队执行 Time-out 程序。

3.制定考核标准,加强质控力度

（1）科室将 Time-out 执行情况列入护士质控考核项目,由护士长及科室质控小组成员进行多时间段的检查反馈,促进 Time-out 的执行率提升。

（2）医务部制定 Time-out 执行核查表,并进行培训,统一规范检查的方法及内容。

（3）医院领导决策支持,实行奖罚机制,未执行 Time-out 程序的手术,重罚主刀医师,并于全院 OA 网公告上公示。

（4）启动每间手术室的监控系统,每天由专人查看监控视频,将存在的问题及时反馈至护士长及当事人。

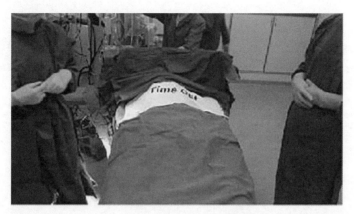

图 2 制作 Time-out 巾加强提醒

三、C(检查)

经持续一段时间的干预与监督后,麻醉手术室的 Time-out 正确执行率呈稳定上升趋势,3 月份的正确执行率为 89.84%,持续的监测效果如图 3 所示。

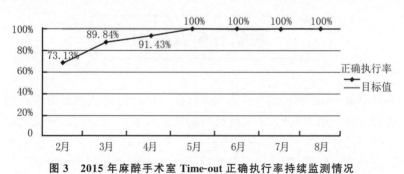

图 3 2015 年麻醉手术室 Time-out 正确执行率持续监测情况

四、A(处置)

(1)规范 Time-out 的执行程序,并纳入麻醉手术室医护人员的培训计划。

(2)持续监测 Time-out 的正确执行率,观察监测指标的稳定性。科室拟定下一阶段就夜间急诊的 Time-out 的执行率进行数据收集并加以持续质量改进。

案例5　提高硬式内镜清洗合格率

研究背景

（1）微创手术在外科领域迅猛发展，硬式内镜的清洗消毒质量直接影响手术效果。

（2）硬式内镜的使用量每天在30台左右，约400件。

（3）硬式内镜结构复杂，清洗困难。

（4）经检查，2014年11月至2015年2月消毒供应部硬式内镜清洗的合格率为92.2%。

现状分析及原因

我院收集2014年9—12月共1936台（15486件）硬式内镜清洗的相关资料并进行分析。结果发现，未严格执行清洗流程者占37.22%，对腔镜的清洗技术掌握不足者占25.77%，清洗流程不合理者占12.00%。针对影响硬式内镜清洗合格率的问题，我科成立专项质量改进小组，并进行原因分析。

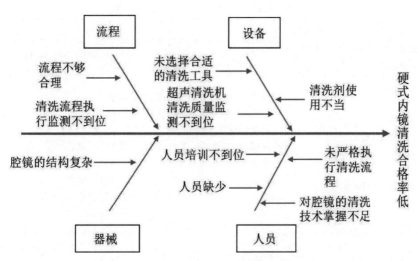

图1　硬式内镜清洗合格率低鱼骨图原因分析

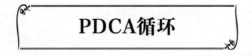

一、P(计划)

(1)我科于 2015 年 2 月设立以"提高硬式内镜清洗合格率"为主题的质量改进项目,小组成员主要来自消毒供应部。

(2)从流程、设备、器械及人员四个方面进行探讨,制定相应对策。

(3)组织人员培训,加强宣教,提高员工的意识及业务能力。

(4)梳理清洗流程及质量监测流程。

(5)将硬式内镜清洗的合格率作为科室质量监控指标,制订监测计划。

表 1　硬式内镜清洗合格率的监测计划

是什么(指标的类别,如战略优先改进举措或各个科室/服务部门):供应室	对象:蔡××(消毒供应部副主任主任护师)	什么时候(完成日期):2016 年 1 月 31 日
绩效指标名称: 硬式内镜清洗合格率:硬式内镜清洗合格的次数占硬式内镜清洗次数的比例 分子:硬式内镜清洗合格的次数 分母:硬式内镜清洗的次数 指标的初始来源:清洗质量检查表	选择指标的基本原理:微创手术在外科领域迅猛发展,硬式内镜的清洗消毒质量直接影响手术效果。硬式内镜结构复杂,清洗困难。我科每天硬式内镜的用量需求较大,据调查,2014 年 11 月至 2015 年 2 月消毒供应部硬式内镜清洗的合格率为 92.2%	指标的类型(勾选一项): □结构 □程序 □结果 ✓程序和结果
预期的报告周期: 2015 年 1 月 1 日—2016 年 1 月 31 日		数据评估的频率(勾选一项): □每天　　□每周 ✓每月　　□其他
数据收集方法(勾选一项):□回顾性 ✓共存性		目标样本和样本大小(n):所有硬式内镜 监控领域:消毒供应部

指标的目标和/或阈值:98%

请为数据汇总和分析计划做出解释:
(1)每月硬式内镜清洗合格率
(2)持续监测,对波动较大的时点进行分析,持续改进

请说明如何向员工传达数据结果:
(1)通过晨会、科室的质控会向员工传达监测数据
(2)通过网络向护理质量管理委员会报告数据

审计工具名称或文件名(随附审计表格工具):
趋势图

二、D(实施)

(1)宣教硬式内镜的重要性:每天晨会及业务学习时,反复强调腔镜手术感染相关危害,提高工作人员对硬式内镜清洗重要性的认知。
(2)修订硬式内镜的清洗工作流程。

(3)改善清洗条件:清洗工具,超声清洗机清洗质量监测,给予足够的清洗时间。

(4)组织人员培训:

①请硬式内镜清洗的专职老师对大家进行培训。

②将所有人员进行分组,组织硬式内镜清洗工作坊。

③每组人员互相指导。

(5)进行考核,人人过关:清洗流程考核及清洗质量检查考核。

(6)加强质控力度及反馈,清洗人员自我检查清洗质量,包装人员对清洗质量加以检查,并进行清洗质量点评。

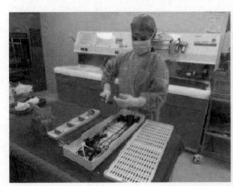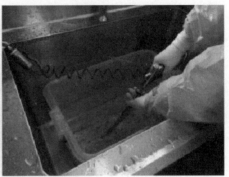

图 2 组织培训及清洗质量点评

三、C(检查)

对硬式内镜清洗质量进行效果评价:

(1)日常监测:由配包护士对每一件硬式内镜清洗质量采用目测及放大光源的方式进行检查。

(2)定期监测:由医院感染管理部监控护士每周的两次抽查,每次随机抽查 10 件,采用目测及放大光源的方式监测清洗质量。

(3)生物监测:每月随机取 10 件硬式内镜的器械送微生物室进行生物监测。清洗质量合格标准:腔镜表面及管腔内、关节处清洁,光整,无肉眼可见的残留物存在,生物监测无细菌生长。

经一系列对策实施,不断发现问题,不断改进,硬式内镜清洗合格率明显提高,清洗质量呈稳定上升趋势,具体监测数据见表 2 和图 3。

表 2   2015 年内镜中心硬式内镜清洗合格情况

时间	硬式内镜 清洗总数	硬式内镜 清洗合格数	硬式内镜 清洗合格率/%	目标值/%
1 月	8398	7744	92.21	98
2 月	6927	6366	91.90	98
3 月	8907	8445	94.81	98
4 月	8379	8002	95.50	98
5 月	8023	7776	96.92	98
6 月	9011	8767	97.29	98
7 月	8362	8113	97.02	98
8 月	9146	8921	97.54	98

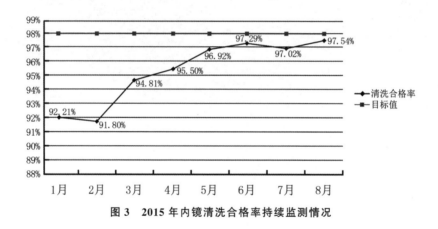

图 3   2015 年内镜清洗合格率持续监测情况

四、A(处置)

(1)标准化：为了对策效果能长期稳定地维持，实现技术储备，提高效率，制定了硬式内镜的处理流程和细则(图 4)。

(2)规范硬式内镜使用流程有利于工作人员更好地掌握腔镜清洗的方法与技巧，大大提升了其工作热情和工作效率，因此有利于提高硬式内镜清洗合格率。在干预过程中，有些后续问题有待解决和完善，比如腔镜的周转速度快影响腔镜的清洗流程，今后将从这方面切入进一步调查研究，提高硬式内镜清洗合格率,致力于保障患者安全,提升患者的满意度。

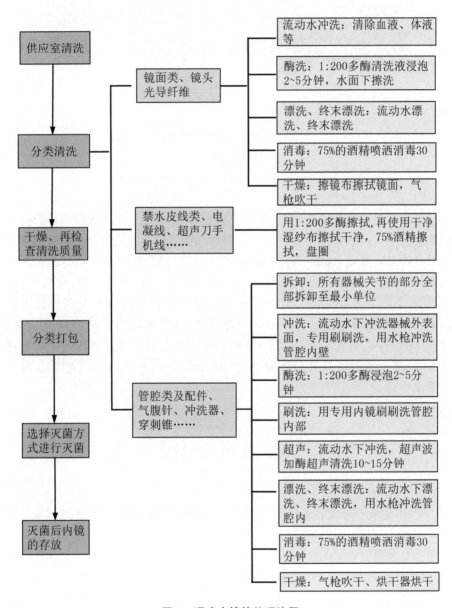

图 4　硬式内镜的处理流程

案例 6　提高护士对患者吞咽功能训练的正确性

研究背景

　　老年科患者常因高龄、自理能力下降甚至缺失或完全不能自理、痴呆、病情复杂多变等原因而出现吞咽障碍。咽部吞咽障碍最常见和最大的威胁是吞咽时食物进入气道，医学上称为吸入。吸入吞咽物数量较少时可引起刺激性咳嗽（呛咳），或从鼻腔漏溢；吸入吞咽物数量较多时则阻塞气道，发生噎呛，形成窒息，可以立即致死。2019 年，科室对全部护士进行了吞咽功能评估的系列培训，并完成了提高护士对吞咽功能评估准确率的持续质量改进。在 2019 年持续质量改进基础上，开展护士对患者吞咽功能训练的持续质量改进，以进一步改善患者吞咽障碍，提高生活质量，降低误吸发生率及胃管置管率。

现状分析及原因

　　2020 年第一季度对全科 17 名护士进行吞咽功能训练技能摸底调查。结果显示，护士吞咽功能训练的正确率为 54.6%（表 1）。从人员及其他因素等方面着手分析，列出护士吞咽功能训练正确率低的原因（图 1），通过现场调查、考核等方式寻找原因，统计各原因累计百分比，寻找真因。

表1 2020年3月摸底调查结果

项目	护士1	护士2	护士3	护士4	护士5	护士6	护士7	护士8	护士9	护士10	护士11	护士12	护士13	护士14	护士15	护士16	护士17	平均成绩
冰刺激成绩	55	60	55	64	57	68	57	55	60	57	55	60	58	55	60	60	50	58
摄食训练成绩	50	55	45	50	55	50	53	55	54	50	50	50	57	47	56	55	45	51.2
平均成绩	52.5	57.5	50	57	56	59	55	55	57	53.5	50	55	57.5	51	58	57.5	47.5	54.6

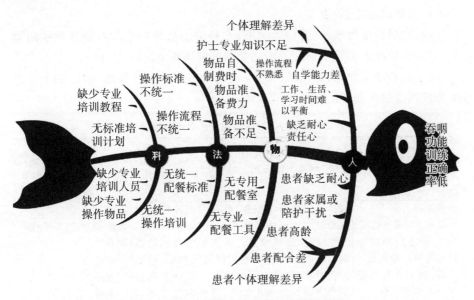

图1 吞咽功能训练正确率低的原因分析

PDCA循环

一、P(计划)

(1)总结分析原因：掌握现存问题的主要原因。

(2)制订培训计划，专科知识培训：由专科护士对科室护士进行吞咽功能训练相关知识的培训(表2)。

(3)加强技能考核，完善操作标准：专科护士指导护士学习吞咽训练的操作，以确保护理人员正确掌握吞咽功能训练的操作方法。

(4)观察培训效果：根据考核结果进行个体化指导及训练，确定护士对吞咽功能训练的掌握程度。

表2　护士对吞咽功能训练正确率监测计划

是什么(指标的类别，如战略优先改进举措或各个科室/服务部门)：老年科	对象：科室工作人员	什么时候(完成日期)：2020年6月
绩效指标名称：吞咽功能训练正确率 分子：护士吞咽功能训练考核正确人数 分母：护士吞咽功能训练考核总人数 指标的初始来源：现场察看、护理质控	选择指标的基本原理：咽部吞咽障碍最常见和最大的威胁是吞咽时食物进入气道，发生噎呛，形成窒息。开展护士吞咽功能训练可以使其较好地掌握相关知识，提高护士对吞咽功能评估准确率，正确掌握吞咽功能训练的操作方法，降低因操作不当而造成患者发生误吸甚至致死，因此需提高护士吞咽功能训练正确率	指标的类型(勾选一项)： □结构 □程序 □结果 ✓程序和结果
预期的报告周期：2016年6月—2020年4月		数据评估的频率(勾选一项)： □每天　　□每周 ✓每月　　□其他
数据收集方法(勾选一项)：□回顾性　✓共存性		目标样本和样本大小(n)： 吞咽功能训练考核的护士 监控领域：老年科

续表

请为数据汇总和分析计划做出解释：
(1)每月统计护士吞咽功能训练考核正确率,分析正确率低的原因
(2)持续监测,对波动较大的时点进行分析,持续改进
请说明如何向员工传达数据结果：
(1)通过晨会、科室的质控会向员工传达监测数据
(2)通过网络向护理质量管理委员会报告数据
审计工具名称或文件名(随附审计表格工具)：
趋势图

二、D(实施)

1.总结分析原因

调查目前科室护士对吞咽功能训练相关知识的熟悉程度。掌握现存问题的主要原因,根据考核结果总结分析原因以及需要改进的内容,激发大家积极主动参与管理,并能够集思广益,解决问题。每个阶段都有相应负责人,团队协作。

2.制定培训计划,完善操作标准

收集专科培训材料,制定标准操作流程,针对操作标准制作全面标准统一的物品清单,根据物品清单制作操作工具。收集吞咽功能训练专科培训材料,制订培训计划,现场培训＋线上培训＋操作技能床边培训＋线上操作技能视频培训。

3.加强技能培训专科培训考核

专科护士考核指导,对护士进行吞咽功能训练理论考核。由专科护士对4名组长进行培训,再由组长对分管护士进行培训,逐级进行,培训时间为2个月。根据培训计划,每完成一次培训,进行知识点提问,增强记忆,加强技能培训。

4.观察培训效果

再次对所有护士进行理论及操作考核,观察培训效果。根据考核结果进行个体化指导及训练。季度底再次考核。

三、C（检查）

经过持续一段时间的培训与考核、分析原因,护士吞咽功能训练的正确率呈缓慢稳定上升趋势,推动下一个循环的实施。2020 年 6 月护士吞咽功能训练技能调整结果平均为 99.29％（表 3）。

表 3   2020 年 6 月培训后合格率调查结果

项目	护士1	护士2	护士3	护士4	护士5	护士6	护士7	护士8	护士9	护士10	护士11	护士12	护士13	护士14	护士15	护士16	护士17	平均成绩
冰刺激成绩	100	100	100	100	100	100	100	100	100	100	100	100	100	100	100	100	98	99.80
摄食训练成绩	98	100	99	100	99	100	99	98	99	98	99	100	98	97	98	99	97	98.71
平均成绩	99	100	99.5	100	99.5	100	99.5	99	99.5	99	99.5	100	99	98.5	99	99.5	97.5	99.29

四、A（处理）

（1）规范科室护士吞咽功能理论及操作的培训计划。

（2）护士吞咽功能理论及操作的标准化。

（3）质量管理小组每季度召开一次由护士长主导、全体护理人员参加的交流汇报会,分析存在的问题,讨论解决方法,不断提升护士吞咽功能理论及操作考核正确率。

表4 摄食直接护理训练操作标准

科室：	姓名：			得分：	
项目		分值	操作要求		实际得分
操作前准备	仪表	15	符合要求：着装整齐，仪表端正，洗手、戴口罩	2	
	环境		宽敞、明亮、安静、温度适宜	2	
	用物		用物准备：口护包、血氧饱和度监测仪、灌注器1个、吸痰装置及用物、压舌板，根据病情准备合适的食物300～400 mL，300 mL温开水，5 mL注射器，长柄小勺，手电筒，擦手纸和垃圾桶、冰棉签、听诊器等	4	
	说明		核对姓名、病案号，解释操作目的，取得患者和陪护者的理解配合	2	
	评估		患者年龄、神志、生命体征、认知、病情、坐位平衡、体位和姿势控制、吞咽功能、咳嗽力量、食物性状、餐具，进餐环境，合作程度	5	
操作过程	进食体位	10	坐位：患者躯干直立，餐桌高度合适，双上肢自然放于桌上，偏瘫患者须背部垫枕支撑以保持躯体直立位	5	
			卧位：30～60度仰卧位，头颈稍前屈。偏瘫患者30～60度健侧卧位，即健侧在下、患侧在上，将枕头垫于患侧	5	
	口腔感觉刺激	5	冰刺激：用自制冰棉棒蘸取冰醋刺激患者软腭、腭弓、舌根、咽后壁	5	
	食团放入口中的位置、一口量及速度	15	食团放入的位置：食团放在健侧舌后部或健侧颊部试吞咽，口腔感觉差者加大勺子下压舌部的力量，可增强感觉刺激	5	
			一口量：先试喂2～3 mL，观察患者有无呛咳、嗓音改变、血氧饱和度下降、分次吞咽、咽部异物感、嘴角漏出等情况，再酌情增加一口量	7	
			进食速度：检查患者前一口吞咽完后，再进行下一口	3	
	吞咽姿势调整	15	侧方吞咽：吞咽时头部向健侧侧倾	4	
			低头吞咽：颈部前屈，使下颌贴近胸骨柄	4	
			转头吞咽：吞咽时头颈部向患侧旋转	3	
			仰头吞咽：吞咽时头部后仰	4	

续表

操作过程	清除口腔食物残留	15	空吞咽、交替吞咽：空吞咽即吞咽唾沫；交替吞咽即每次吞咽后饮 1～2 mL 的水，使食物咽下	5	
			清嗓咳嗽：指导患者深呼吸后用力咳嗽	5	
			咳嗽无力者，操作者一手手掌放在患者颈后部，一手大拇指置于环状软骨和胸骨上窝中点，指腹向内向下用力按压，刺激患者咳嗽	5	
	口腔护理、体位	5	检查口腔有无食物残留，做好口腔护理。保持进食体位 30～60 min	5	
	整理用物、记录	5	整理用物，洗手，记录	5	
言语表达		5	思路清晰，言语表达流畅、准确，讲解到位	5	
动作规范		5	技术操作动作规范、准确到位，计划性强，规定时间内完成，体现人文关怀	5	
提问		5		5	
总分		100			

案例7　提高腰椎术后直腿抬高训练的有效率

研究背景

据国家卫生健康委员会统计,我国腰椎疾病患者已突破 2 亿人,腰椎间盘突出症患者占全国人数的 15.2%;手术治疗是首选方案,手术可去除致压物并松解神经通路,较好地缓解下肢神经压迫症状。但是,术后患者常伴有神经根粘连,容易造成手术失败,影响治疗效果。早期主动直腿抬高训练可以活动神经根,加速神经根周围的血液流动,减轻炎症反应,避免术后神经根粘连。直腿抬高 30°以上能有效促进神经根移动,抬高 60°时神经根被牵动的幅度最大,抬高 60°以上时,神经根亦能增加小幅度的移动,对防治术后神经根粘连很重要。因此,进行准确并且符合要求的直腿抬高训练可以预防神经根粘连,加快腰椎术后的康复,具有重要的意义。

现状分析及原因

选取 2019 年 5—6 月的腰椎手术患者作为调查对象。2019 年 5—6 月腰椎术后直腿抬高训练调查数据:5 月 1—31 日总调查人数 24 人,有效执行人数 14 人,有效率 58.3%;6 月 1—30 日总调查人数 31 人,有效执行人数 20 人,有效率 64.5%。腰椎术后患者直腿抬高训练有效率低的原因:患者不了解功能锻炼的方法,对功能锻炼表示担忧;医护宣教不到位;患者知识缺乏;宣教方法、宣传形式单一。

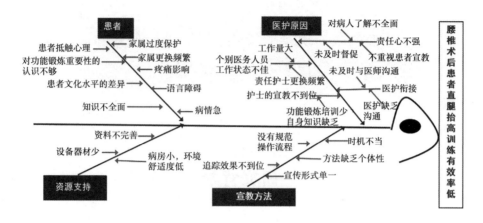

图1　腰椎术后患者直腿抬高训练有效率低的原因分析鱼骨图

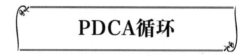

一、P(计划)

(1)提高患者及家属对直腿抬高功能训练重要性的认识度。

(2)锻炼前充分镇痛,提高患者配合度。

(3)强化责任护士角色意识,加强直腿抬高功能训练的培训,提高护士业务能力。

(4)逐步完善信息支持系统,规范训练流程。

(5)有针对性的、个体化的健康教育。

(6)加强医护分工合作,共同进行腰椎术后功能锻炼健康教育。

表1　腰椎术后患者直腿抬高训练有效率监测计划

是什么(指标的类别,如战略优先改进举措或各个科室/服务部门):骨科	对象:科室工作人员	什么时候(完成日期):2019 年 10 月
绩效指标名称:腰椎术后直腿抬高训练的有效率 分子:有效执行人数 分母:总调查人数 指标的初始来源:现场察看、护理质控	选择指标的基本原理:腰椎术后患者常伴有神经根粘连,影响治疗效果。早期直腿抬高训练可以活动神经根,加速神经根周围血液流动,减轻炎症反应,避免术后神经根粘连,加速腰椎术后的康复	指标的类型(勾选一项): □ 结构 □ 程序 □ 结果 ✓ 程序和结果
预期的报告周期:2019 年 8—11 月		数据评估的频率(勾选一项): □ 每天　　□ 每周 ✓ 每月　　□ 其他
数据收集方法(勾选一项):□ 回顾性　✓ 共存性		目标样本和样本大小(n):腰椎术后所有患者 监控领域:骨科

请为数据汇总和分析计划做出解释:
(1)每月统计腰椎术后患者直腿抬高训练有效率,分析有效率低的原因
(2)持续监测,对波动较大的时点进行分析,持续改进

请说明如何向员工传达数据结果:
(1)通过晨会、科室的质控会向员工传达监测数据
(2)通过网络向护理质量管理委员会报告数据

审计工具名称或文件名(随附审计表格工具):
趋势图

二、D-实施

1.对策一:提高患者及家属对直腿抬高功能训练重要性的认识度

(1)加强宣教,向患者解释腰椎术后常见并发症是神经根粘连,直腿抬高训练能有效预防腰椎术后神经根粘连,阐明重要性。

(2)指导有效的训练方法:术后 24 小时踝泵功能锻炼;术后第一天开始,指导患者主动训练,从 30°开始,每次 5～10 s,中间休息 5～10 s,双下肢交替

进行,每次两三下,每天2次。根据患者耐受情况,可协助被动训练。

2.对策二:锻炼前充分镇痛,提高患者配合度

责任护士充分评估患者疼痛情况,予以相应的护理措施,必要时进行药物镇痛,使患者在无痛的情况下进行训练,提高患者训练的配合度。

3.对策三:强化责任护士角色意识,加强直腿抬高功能训练的培训,提高护士业务能力

(1)加强培训,强化护士整体护理观,让其明确健康教育在现代护理中的重要性,开展健康教育不仅是对患者权利的尊重,也是护士应尽的义务。

(2)采用讲课、现场示范等培训方式,加强对责任护士直腿抬高功能训练的培训,使其正确掌握直腿抬高训练方法、流程,合理有效地进行健康教育。

(3)健康教育是动态的、发展的,责任护士应更新观念,不断学习。可以利用各种途径加强理论知识学习,补充健康教育知识,包括有关疾病知识以及行为科学等,以提高专科业务能力。

4.对策四:逐步完善信息支持系统,规范训练流程

根据不同的特点与需要,添置一些视听教材,编印图文并茂的资料、小册子、宣传单等,提高腰椎患者术后直腿抬高功能锻炼的效果。

5.对策五:有针对性的、个体化的健康教育

根据患者年龄、性别、职业、文化背景、风格习惯等特点,采取相应的指导内容和语言交流方式。能够对不同需求的患者提供系统的、有一定深度的并符合患者个性化需求的内容。

6.对策六:加强医护一体化合作,共同进行腰椎术后功能锻炼健康教育

(1)医院健康教育应由医疗、护理多方共同进行。

(2)护理健康教育与医生的告知制度在内容上有重叠,但也有各自的范围和侧重点。加强医护彼此沟通,在指导患者进行双下肢直腿抬高锻炼之前,责任护士可先咨询主治医生是否有特殊注意事项,评估患者伤口疼痛程度,给予有效的止痛措施。

(3)配合医生完成治疗计划,保持融洽的医护关系,是提高健康教育质量的有效措施之一。

三、C(检查)

经过一段时间的干预与监督后,腰椎术后患者直腿抬高功能训练有效执行率呈稳定上升趋势,10月份执行有效率为93.33%。持续的监测效果见表2。

表 2　腰椎术后患者直腿抬高功能训练有效率持续监测情况

月份	腰椎手术患者人数	有效执行人数	无效人数	有效率/%
8 月	24	23	1	95.83
9 月	40	40	0	100.00
10 月	30	28	2	93.33

四、A（处置）

（1）形成科室明确的规章制度，认真执行。

（2）加强轮转及实习生的培训，实现人人知晓腰椎术后直腿抬高训练的知识点。

（3）固定宣教时机。

①术前一天对直腿抬高训练方法进行宣教示范，并评价患者的理解接受程度。

②术后当天接手术患者时进行二次宣教。术后当天，指导患者进行双下肢足屈伸，踝关节、股四头肌等长收缩练习，促进肢体静脉血液回流，避免深静脉血栓形成。

③术后第一天鼓励患者主动运动，避免术后神经根粘连。指导并协助患者做直腿抬高运动，从 30°开始，每次 5～10 s，中间休息 5～10 s，每次两三下。每天 2 次。双下肢交替进行。确认患者直腿抬高训练是否有效，针对薄弱点再次进行重点宣教。

④出院时再次宣教。

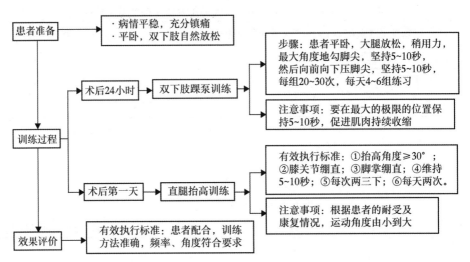

图 2　腰椎术后直腿抬高训练指引

案例8 提高动态血糖管理的规范性

研究背景

动态血糖监测(continuous glucose monitoring,CGM)是指通过葡萄糖传感器监测皮下组织间液的葡萄糖浓度变化的技术,与血糖自我监测(self-monitoring of blood glucose,SMBG)相比,CGM可以提供更全面的血糖信息,了解血糖波动的趋势,发现不易被传统监测方法所检测到的高血糖和低血糖。

内分泌糖尿病科现有美敦力实时动态血糖监测系统5台,实时动态血糖监测722泵11台。动态血糖监测仪设备小巧、贵重,为了避免在使用过程中出现损坏、遗失,或频繁报警、断图、监测数据误差等情况,要对动态血糖仪的使用进行规范化管理。

现状分析及原因

通过查检表(表1)记录使用动态血糖仪的患者管理缺陷的次数及缺陷的现象。

表 1　查检表

动态血糖监测查检表　　　年　　　月													
日期	姓名	病案号	是否签署知情同意书	是否漏录血糖	是否登记交接本	是否固定好胶布	是否交代注意事项	拆除后是否清洁登记	是否有严重报警影响动态监测使用	是否操作熟练	是否有床旁交接班	是否有核对发送器序列号	检查者
								·					

2017 年 5 月 4 日—6 月 31 日抽查科室使用动态血糖仪的患者 20 人次，其中不合格次数为 93 次，合格率为 53.5%（表 2），原因分析（图 1）：

（1）护士操作不熟练，患者健康教育不到位。

（2）未签署知情同意书，未制定操作流程，巡视不到位。

（3）参比血糖值输入不恰当，仪器设置错误，探头植入方法错误，报警处置方法错误。

表 2　2017 年 5 月 4 日—6 月 31 日抽查科室使用动态血糖仪的患者 20 人次

编号	原因分析	不合格次数	百分比/%	累计百分比/%
1	漏签知情同意书	20	22	22
2	未班班床旁点交	15	16	38
3	拆除后未及时清洁	12	13	51
4	漏登记交接本	10	11	61
5	未固定好胶布	8	9	70
6	严重报警影响动态血糖监测	8	9	78
7	患者对注意事项不熟悉	6	6	85
8	护士操作不熟练	5	5	90
9	漏录入血糖值	5	5	96
10	未核对发送器的序列号	4	4	100
11	患者去检查未拆除仪器	2	2	102
		93	100	—

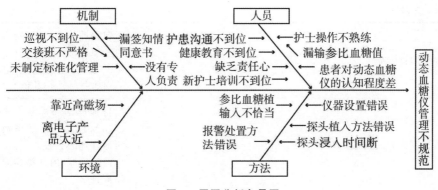

图1　原因分析鱼骨图

PDCA循环

一、P（计划）

（1）加强护士规范培训。

（2）制定新的标准化流程。

（3）动态血糖管理的规范性达到86.14%以上。

表3　内分泌糖尿病科提高动态血糖管理监测计划

是什么(指标的类别,如战略优先改进举措或各个科室/服务部门)：内分泌糖尿病科	对象：科室工作人员	什么时候(完成日期)：2017年12月
绩效指标名称：科室动态血糖管理的合格率:分子:动态血糖管理的合格次数分母:动态血糖管理的总次数指标的初始来源:现场察看、护理质控	选择指标的基本原理：CGM是指通过葡萄糖传感器监测皮下组织间液的葡萄糖浓度变化的技术,与SMBG相比,CGM可以提供更全面的血糖信息,了解血糖波动的趋势,发现不易被传统监测方法所检测到的高血糖和低血糖	指标的类型(勾选一项)： □结构 □程序 □结果 ✓程序和结果

续表

预期的报告周期:2017 年 5—12 月	数据评估的频率(勾选一项): □ 每天　　□ 每周 ✓ 每月　　□ 其他
数据收集方法(勾选一项):□ 回顾性　　✓ 共存性	目标样本和样本大小(*n*):科室进行动态血糖管理的患者 监控领域:内分泌糖尿病科

请为数据汇总和分析计划做出解释:
(1)每月统计患者动态血糖管理的合格率,分析合格率低的原因
(2)持续监测,对波动较大的时点进行分析,持续改进

请说明如何向员工传达数据结果:
(1)通过晨会、科室的质控会向员工传达监测数据
(2)通过网络向护理质量管理委员会报告数据

审计工具名称或文件名(随附审计表格工具):
趋势图

二、D(实施)

(1)由专科护士专人管理,评估患者,进行宣教。

(2)对操作不熟练及新入职护士进行理论及操作培训,定期考核。

(3)派护理人员外出学习,了解新动态。

(4)留置动态血糖仪前,签署知情同意书。

(5)规范操作流程。

(6)加强床边交接,确保仪器正常运行。

(7)由专科护士确认仪器设置。

(8)督促各班次护士按时输入参比血糖值。

(9)保证植入探头浸润 15 分钟。

(10)组织护士学习警报处理方法。

三、C(检查)

表4　改善后动态血糖管理合格率

项目	7月	8月	9月	10月	11月	12月
总数	100	100	100	100	100	100
不合格数	34	29	27	20	16	11
合格数	66	71	73	80	84	89
合格率/%	66.00	71.00	73.00	80.00	84.00	89.00

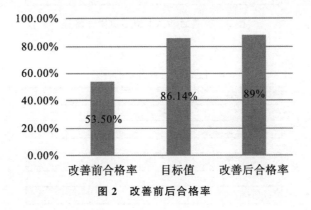

图2　改善前后合格率

四、A(处置)

科室动态血糖管理的合格率由53.5％提升到89％。

针对护士的不同能级改进培训方法和内容,做到分层培训、适度管理。

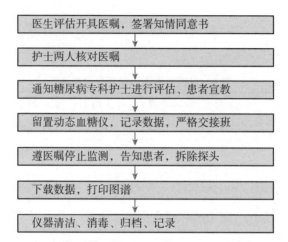

图3 改善后动态血糖监测操作流程

改善后：管理流程

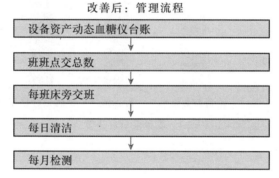

图4 改善后动态血糖监测管理流程

案例9　提高肺部手术患者呼吸功能锻炼的依从率

研究背景

胸外科患者存在因血气胸、肺挫伤、肋骨骨折、手术创伤、疼痛、放置胸管等原因,易影响通气功能而导致呼吸困难、痰液堵塞造成肺不张、肺部感染等并发症的发生。需要手术的患者,由于术后呼吸的生理功能变化,表现肺活量及最大通气量减少,残气量增多,氧的利用系数降低,呼吸道分泌物增加,如不进行有效肺功能锻炼,使术后肺不张、肺部感染、低氧血症等并发症增多。

(1)对患者而言:掌握肺功能锻炼的方法,积极参与到疾病康复自我护理中,及时清除呼吸道分泌物,防止痰液堵塞肺不张等并发症的发生。

(2)对护士而言:提供正确的肺功能锻炼的方法,掌握健康教育的技巧,设计出胸外科患者肺功能锻炼健康宣教流程,使之有章可循。

(3)对医生而言:减少术后并发症的发生,提高胸外科患者的治愈率,提高医生满意率。

(4)对医院而言:护、患、医的沟通协调能力加强,提高患者及家属的满意率。

现状分析及原因

2019年4月,科室手术患者的呼吸功能训练依从率41.67%,具体原因见图1。

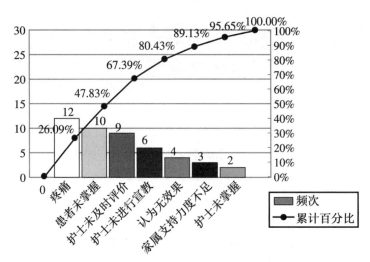

图 1 呼吸功能训练依从性差柏拉图原因分析

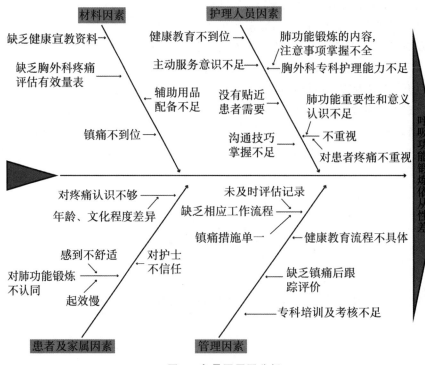

图 2 鱼骨图原因分析

PDCA循环

一、P(计划)

(1)根据护理部的工作安排,将呼吸功能锻炼作为科室品牌项目,成立9人护理质量改进小组,护士长牵头,成员包括科室的副主任护师、主管护师和护士组成。

(2)加强护士培训,提高护士对呼吸功能训练相关知识的掌握和主动服务意识。

(3)掌握沟通技巧,有效指导患者呼吸功能训练,避免患者因疼痛影响锻炼。

(4)完善呼吸功能训练的健康教育资料,科室配备呼吸训练及肺功能一体的训练器。

(5)护士长定时检查监督落实。

表1 肺部手术患者呼吸功能锻炼的依从率监测计划

是什么(指标的类别,如战略优先改进举措或各个科室/服务部门): 胸外科	对象: 科室工作人员	什么时候(完成日期): 2018年8月
绩效指标名称: 肺部手术患者呼吸功能锻炼的依从率 分子:观察时间内呼吸功能锻炼依从性合格的患者数 分母:观察时间内调查的所有患者数 指标的初始来源: 现场察看、护理质控	选择指标的基本原理: 胸外科患者存在血气胸、肺挫伤、肋骨骨折、手术创伤、疼痛、放置胸管等因素,易影响通气功能而导致呼吸困难、痰液堵塞造成肺不张、肺部感染等并发症的发生。需要手术的患者,由于术后呼吸的生理功能变化,表现为肺活量及最大通气量减少,残气量增多,氧的利用系数降低,呼吸道分泌物增加,如不进行有效肺功能锻炼,则术后肺不张、肺部感染、低氧血症等并发症增多	指标的类型(勾选一项): □结构 □程序 □结果 ✓程序和结果

续表

预期的报告周期：2018 年 5—8 月	数据评估的频率(勾选一项)： □每天　　□每周 ✓每月　　□其他
数据收集方法(勾选一项)：□回顾性✓共存性	目标样本和样本大小 (n)：肺部手术需进行 呼吸功能锻炼患者 监控领域：胸外科

请为数据汇总和分析计划做出解释：
(1)每月统计肺部手术患者呼吸功能锻炼的依从率，分析依从率低的原因
(2)持续监测，对波动较大的时点进行分析，持续改进

请说明如何向员工传达数据结果：
(1)通过晨会、科室的质控会向员工传达监测数据
(2)通过网络向护理质量管理委员会报告数据

审计工具名称或文件名(随附审计表格工具)：
趋势图

二、D(实施)

(1)由肺部疾病小组成员协助做好全科人员的培训，借助科室典型案例，促进护士的有效沟通交流能力的提升，提高服务意识，完善科室宣教的课件。

(2)正确评估患者疼痛情况，指导患者掌握缓解疼痛的方法；根据患者的病情尽量选择管径较小的胸腔闭式引流管；遵医嘱按时给予止痛药物，留置镇痛泵；加强宣教，指导患者早期下床活动，有利于早期拔管，促进康复。

(3)根据患者不同康复阶段制定相应的健康教育资料，拍摄了《胸外科呼吸功能锻炼的视频》；根据患者的各阶段特点，利用网络平台为患者推送呼吸功能锻炼的资料。

(4)每天 17:00—17:30 由一名护士为次日手术患者的集中宣教，并人手一份健康教育资料，检查患者呼吸功能锻炼方法的掌握情况；设置患者自我监测表，责任护士负责指导填写。

(5)护士长每周随机抽查宣教情况及患者呼吸功能锻炼的依从性数据，定期参与宣教讲座。

三、C(检查)

改善前呼吸功能锻炼依从率为 41.67%,改善后呼吸功能锻炼依从率为
78.11%,见图 3。

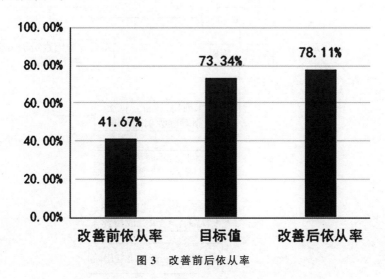

图 3 改善前后依从率

四、A(处置)

经由效果确认为有效对策,将落实患者的呼吸功能训练列入责任护士的
工作职责中。

规范呼吸功能训练指导的工作流程。见图 4。

收集患者呼吸功能锻炼的依从性数据,不断改进质量。

呼吸训练操：

步骤一：3~5个深呼吸

步骤二：3~5个腹式呼吸

步骤三：2~3个呵气动作

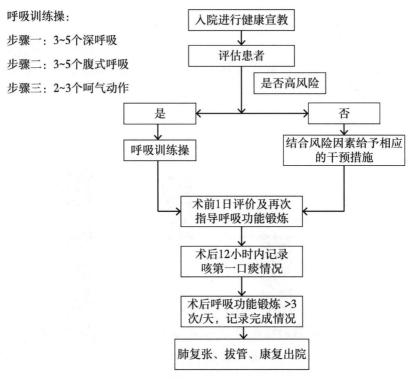

图 4　改善后呼吸功能训练指导工作流程图

案例10 提高预检分诊正确率

研究背景

　　预检分诊是根据患者的症状和体征,区分病情的轻、重、缓、急及隶属专科,进行初步诊断,安排救治的过程,以达到合理地维持就诊秩序;快速高效地为患者提供了诊疗,对患者疾病诊治起到了积极作用;有效地减少候诊时间,提高了工作效率,保证了患者满意度。

　　核心是"四个正确":

　　(1)正确的时间。

　　(2)正确的地点。

　　(3)给正确的患者。

　　(4)正确的医疗护理。

现状分析及原因

　　2020年1—3月共查检2000例,684例正确,1316例错误,预检分诊不正确的原因见表1和图1。

表1　预检分诊不正确的原因($n=2000$)

项目	数目	不正确率/%	正确率/%
分诊词条缺失	584	29.20	70.80
分诊证据不足	326	16.30	83.70
生命体征与级别不符	175	9.25	90.75

续表

项目	数目	不正确率/%	正确率/%
是否需要调整分诊级别	127	6.35	93.62
病情与级别不符	74	3.70	96.30
分诊科室错误	12	0.60	99.40
其他分诊错误	18	0.90	99.10

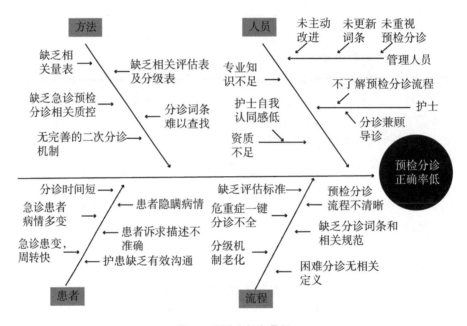

图 1　原因分析鱼骨图

PDCA循环

一、P(计划)

(1)加强分诊的相关培训,并考核上岗。

(2)分诊流程的改进与优化。

(3)加强预检分诊相关质控,每月分析整改,进行持续质量改进。

(4)增加各种急诊就诊标识。

表2　预检分诊正确率监测计划

是什么(指标的类别,如战略优先改进举措或各个科室/服务部门):急诊科	对象:科室工作人员	什么时候(完成日期):2020年11月
绩效指标名称:急诊预检分诊正确率分子:预检分诊正确人次分母:预检分诊总人次指标的初始来源:现场察看、护理质控	选择指标的基本原理:预检分诊是根据患者的症状和体征,区分病情的轻、重、缓、急及隶属专科,进行初步诊断,安排救治的过程,以达到合理地维持就诊秩序;快速高效地为患者提供诊疗,对患者疾病诊治起到了积极作用;有效地减少了候诊时间;提高了工作效率,保证了患者满意度	指标的类型(勾选一项):□结构□程序□结果✓程序和结果
预期的报告周期:2020年2—11月		数据评估的频率(勾选一项):□每天　□每周✓每月　□其他
数据收集方法(勾选一项):□回顾性　✓共存性		目标样本和样本大小(n):急诊科就诊患者监控领域:急诊科
请为数据汇总和分析计划做出解释:(1)每月统计急诊患者预检分诊正确率,分析正确率低的原因(2)持续监测,对波动较大的时点进行分析,持续改进		
请说明如何向员工传达数据结果:(1)通过晨会、科室的质控会向员工传达监测数据(2)通过网络向护理质量管理委员会报告数据		
审计工具名称或文件名(随附审计表格工具):趋势图		

二、D(实施)

(1)2020年2月起,加强预检分诊相关质控,并开展持续质量改进项目,提出二次分诊信息化的意见与建议。

（2）2020年4月起，加强预检分诊相关培训，了解分诊的意义与重要作用，提高分诊护士的自我认同感与责任意识感。

（3）2020年5月，针对急诊患者对分诊的不理解，根据医院的门急诊预检分诊制度进行分诊流程的改善，并公示相对应的急诊就诊流程，使分诊流程细节化。

（4）2020年6月，建设医院各位置的导视标识，提供更加醒目的指示标识，并自制急诊查检告知表。

三、C（检查）

2020年9—11月共查检2000例，1252例正确，748例错误，正确率为62.6%，正确率均有所提高。

表3　改善后预检分诊不正确的原因（$n = 2000$）

项目	数目	不正确率/%	正确率/%
分诊词条缺失	423	21.15	78.85
分诊证据不足	128	6.40	93.60
生命体征与级别不符	102	5.10	94.90
是否需要调整分诊级别	48	2.40	97.60
病情与级别不符	20	1.00	99.00
分诊科室错误	8	0.40	99.60
其他分诊错误	19	0.95	99.05

（1）所有急诊护士均通过分诊培训，并考核合格。
（2）护患均了解就诊分诊流程。
（3）预检分诊质控持续进行，持续质量改进有明显效果。
（4）完善了急诊导诊的相关信息，导诊相对减少。

四、A（处置）

（1）完善预检分诊的查检与督导机制，在每次检查与检验中得到改进。
（2）继续加强预检分诊相关培训，提高分诊培训的质量，针对薄弱环节进行针对性培训。

（3）继续预检分诊相关学习,加强和医生沟通,进行大数据收集,根据最新版本的预检分诊共识,完善我院急诊预检分诊的词条系统。

（4）进入下一阶段 PDCA 循环,继续推动急诊预检分诊持续改进,制订合理有效的工作计划,并逐步产出科研成果。

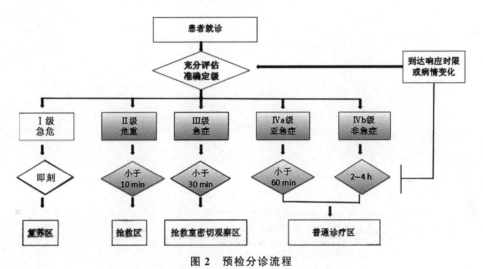

图 2　预检分诊流程

第二章

根本原因分析 (RCA)

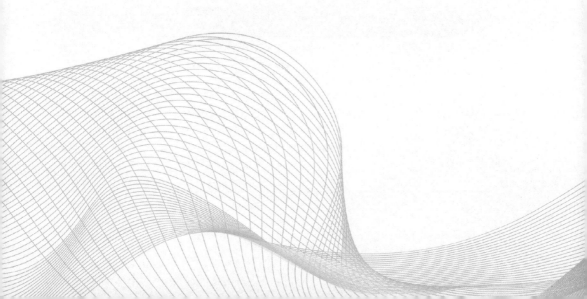

第一节　根本原因分析(RCA)概述

　　根本原因分析(root cause analysis, RCA)是一种解决问题的方法,旨在定位问题的根本原因并最终使问题得到解决。RCA基于这样的理念:解决问题的最好方法是修正或消除问题产生的根本原因,而不是仅仅消除问题带来的表面上显而易见的不良症状。RCA是一种回溯性失误分析方法,用以逐步找出问题的根本原因并加以解决,而不是仅仅关注问题的表征。RCA是一个系统化的问题处理过程,包括确定和分析问题原因,找出问题的解决办法,并制定预防措施。在组织管理领域内,根本原因分析能够帮助利益相关者发现组织问题的症结,并找出根本性的解决方案。RCA就是找出潜在失误及其根本原因,从而改进系统,避免类似事件再次发生。

　　RCA的过程包括以下几个步骤:①定义问题;②分析问题;③制订解决方案;④实施解决方案;⑤控制与追踪。

　　根本原因分析法最常见的一项内容是提出为什么会发生当前情况,并对可能的答案进行记录。然后,再逐一对每个答案问一个为什么,并记录下原因。根本原因分析法的目的就是要努力找出问题的作用因素,并对所有的原因进行分析。这种方法通过反复问"为什么",能够把问题逐渐引向深入,直到发现根本原因。在定义问题的阶段,我们要知道问题是什么、问题的风险分析情况、问题发生的背景、事件过程、采取了哪些紧急措施、这些紧急措施的风险情况等。

　　分析问题的阶段常用到头脑风暴、鱼骨图等工具。首先要挑选出一个小组,把在第一阶段掌握的信息完整、准确、客观地展示给这个小组;然后开始头脑风暴,把所有想到的可能原因都写下来,大家一起分析。

　　一般来说,我们希望通过分析问题的根本原因并加以改进,使问题复现的概率降到最低。但有时不可能做到彻底阻止问题再次出现,一旦问题真的再次发生了,又需要进行新一轮分析与纠正。因此,RCA通常被认为是一个迭代的过程,并被视为一个持续改进的工具。

第二节　根本原因分析(RCA)案例

案例1　RCA应用于跌倒/坠床的分析报告

(1)发生地点:磁共振室。

(2)发生时间:2021年1月19日。

(3)进行RCA分析的原因:采用异常事件严重度评估表(severity assessment code,SAC),该事件的风险值为4级,经异常事件决策树(incident decision tree,IDT)评估后,本案属系统问题,故进行RCA分析。

(4)RCA小组:门诊护士长担任组长,成员包括磁共振室医师和护士、急诊科护士、进修生和实习生。

事件描述

患者,男,67岁,因肝占位性病变,于1月18日14:28在两位家属的陪同下急诊加号于磁共振室做肝脏MRI平扫+增强检查。患者于14:32更换患者检查衣裤,家属于14:37签完静脉注射钆造影剂MRI增强扫描门诊同意书;护士于14:40在治疗室予患者的左前臂留置静脉穿刺置管,置管通畅,局部无红肿,敷料清洁干燥,无渗血渗液;在等候室内护士于14:45对患者进行检查相关的呼吸配合训练,训练配合良好,双方在呼吸配合训练单上签名;患者于14:50在护士的陪同下入机房内做检查,检查过程中由于患者呼吸配合度不高,因此技师于14:58请家属进机房内协助患者配合呼吸;患者于15:15完成磁共振肝脏平扫+增强检查后,从检查舱床坐起,两腿移至舱床边,面部朝下从检查舱床摔下,上唇出血。技师及护士立即赶到患者身旁,此时患者神志清楚,对答切题,自诉一过性眩晕、黑矇、大汗、全身乏力,立即协助患者取平卧位,监测生命体征,血压 77/50 mmHg,余正常;15:16 遵医嘱予 50% 葡萄糖注射液 20 mL 静脉缓慢推注,患者诉乏力较之前缓解。技师与护士立即报告总值班,启动 7979 院内急救,安抚患者及家属;抢救室人员于 15:25 到达,技师及护士与抢救室人员交接病情,协助送往急诊抢救室进一步处理;16:08 院内网络系统上报不良事件。

资料收集

(1)地点:磁共振室。

(2)现场查看:磁共振检查室设施。

(3)人员访谈:患者、家属、当班护士、当班医生。

(4)记录:护理记录、病历记录、护士培训记录、各班工作职责。

(5)设备:磁共振检查舱床。

(6)方法流程:列出时间序列表(表1),制定流程图,用鱼骨图进行原因分析(图1)。

表 1　事件经过时间序列表

时间	事件经过
14:28	患者在家属陪同下急诊加号,到磁共振室行"肝脏 MRI 平扫＋增强"检查
14:32	患者更换检查衣裤
14:37	签完静脉注射钆造影剂 MRI 增强扫描门诊同意书
14:40	护士在治疗室予患者的左前臂留置静脉穿刺置管,置管通畅,局部无红肿,敷料清洁干燥,无渗血渗液
14:45	护士对患者进行检查的呼吸配合训练,训练配合良好,双方在呼吸配合训练单上签名
14:50	患者在护士的陪同下进入机房内,检查过程中患者呼吸配合度不高
14:58	请患者家属进入机房内协助患者配合呼吸

续表

时间	事件经过
15:15	患者完成磁共振肝脏平扫＋增强检查后，从检查舱床坐起，两腿移至舱床边，面部朝下从检查舱床摔下，上唇出血。技师及护士立即赶到患者身旁，此时患者神志清楚，对答切题，自诉一过性眩晕、黑矇、大汗、全身乏力，护士立即协助患者取平卧位，P110 次/分，R 22 次/分，BP 77/50 mmHg，安抚患者情绪，予其口服糖果
15:16	遵医嘱予患者 50％葡萄糖注射液 20 mL 静脉缓慢推注，患者诉乏力较之前缓解，立即报告总值班，启动 7979 院内急救，安抚患者及家属
15:25	抢救室人员到达，技师及护士与抢救室人员交接病情，协助将患者送往急诊抢救室行进一步处理
16:08	上报不良事件

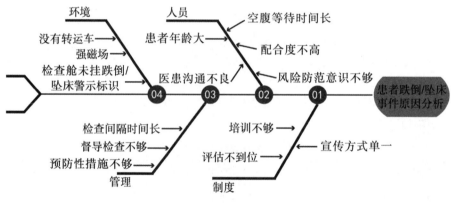

图 1　跌倒/坠床事件原因分析

调查结果

（1）事件调查发现，患者是急诊加号检查，空腹等待时间长。

（2）当日值班护士指导患者签完静脉注射钆造影剂 MRI 增强扫描门诊同意书，教患者做检查的呼吸配合训练，训练配合良好。

（3）患者在护士的陪同下进入机房内，检查过程中由于呼吸配合度不高，故护士请家属进入机房内协助患者配合呼吸。

(4)患者完成磁共振肝脏平扫＋增强检查后,从检查舱床坐起,两腿移至舱床边,面部朝下从检查舱床摔下,上唇出血,技师及护士立即赶到患者身旁,立即给予相应处理,立即报告总值班,启动 7979 院内急救,安抚患者及家属。

近端原因

问题:跌倒。

(1)患者原因:患者年龄大,体质弱,空腹等待时间长。

(2)个人因素:值班护士对患者跌倒的风险防范意识不够;未及时发现患者的异常情况。

(3)工作因素:磁共振检查耗费时间较长。

(4)沟通因素:虽然护士做了健康宣教和检查中的配合指导,但是患者在检查中配合度不足,导致检查时间延长;无跌倒风险防范的沟通。

(5)团队合作因素:患者空腹等待时间长,跌倒的风险预估不足。

(6)设备与布局因素:对于有跌倒风险的患者,核磁共振检查后需要备有核磁共振专用平车转运;检查舱床边应挂有跌倒/坠床风险的警示标识。

(7)教育培训因素:年轻护士在健康教育过程中,需充分评估患者的接受和理解能力;护患风险防范意识不足;技能培训需加强。

(8)工作状况因素:对于医院明确的预防跌倒/坠床的规章制度和应急预案,医护人员应落实到临床工作中。

根本原因

(1)医护人员预防跌倒/坠床意识不够:患者空腹时间长,跌倒/坠床的风险预估不足。

(2)责任护士沟通宣教不足:虽然护士做了健康宣教和检查中的配合指导,但是患者在检查中配合度不足,导致检查时间延长;无跌倒风险防范的沟通。

（3）科室对护士的培训不够，预防跌倒/坠床针对性不强；对于有跌倒风险的患者，核磁共振检查后需要备有核磁共振专用平车转运；检查舱床边应挂有跌倒/坠床风险的警示标识。

（4）家属对预防跌倒/坠床的重视度不足，对跌倒/坠床的风险预估不足。

需要加强和改善的流程

（1）提高核磁共振检查室护士对患者和家属的健康宣教质量，确认健康教育的效果。

（2）科室提高医护人员预防跌倒/坠床风险意识，对医护的培训要有针对性，因材施教。

（3）改进科室工作流程（图 2），缩短空腹等候时间，有序安排患者预约时间，不加号或插号；完善科室的各项健康宣教及预警制度；改进科室设施，班班落实跌倒/坠床警示标识（表 2）。

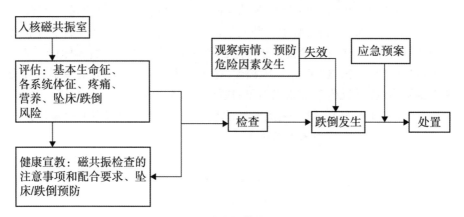

图 2　磁共振检查流程

整改措施

表2 整改措施安排表

行动计划	内容	部门执行者	完成日期
完善科室的健康教育内容及预警制度	(1)对科室健康教育的内容进行补充修改,除检查相关知识、科室环境指导,还应重视营养及危险因素的评估和教育 (2)完善科室对跌倒/坠床等危险因素的评估和预防措施,做好应急预案 (3)严密观察患者的病情变化,发现异常,及时处理	磁共振检查室	2020-01-22
加强科室人员培训	(1)对科室护士进行有关健康教育和沟通技巧的培训,采用通俗易懂的语言进行宣教 (2)针对科室不良事件进行组织学习 (3)组织科室护士进行经验交流和案例分享会 (4)组织科室护士学习有关跌倒/坠床等危险因素的预防措施和相关知识,定期进行应急演练	磁共振检查室	2020-01-23
优化人员配置	(1)采用弹性排班,根据工作量进行弹性排班 (2)配备相对固定的放射科专科护士	磁共振检查室	2020-01-23
改善科室检查设施	(1)与设备科联系,增设核磁共振专用转运平车 (2)检查舱床边挂有跌倒/坠床风险的警示标识	设备科 磁共振检查室	2020-01-26 2020-01-21
对患者及家属进行宣教	(1)针对本案例对患者及家属进行有关跌倒/坠床的知识宣教,了解患者的具体情况 (2)护士加强沟通指导,及时提供帮助,促进患者早日康复	磁共振检查室	2020-01-19

案例 2　RCA 应用于针刺伤的分析报告

(1)发生地点:外科重症病房。

(2)发生时间:2020 年 3 月 17 日 06:58。

(3)进行 RCA 分析的原因:采血流程未细化,未充分考虑针刺伤;护理人员安全防范意识薄弱,采血操作不规范。经异常事件决策树(incident decision tree,IDT)评估后,本案属系统问题,故进行 RCA 分析。

(4)RCA 小组:医院感染管理科主任担任组长,外科护士长为本事件召集人,成员包括感染科医生、外科医护人员。

事件描述

2020 年 3 年 16 日,患者,男,87 岁,以"突发头痛头晕 5 小时"入院,入院诊断:交通动脉瘤破裂伴蛛网膜下腔出血。医生开具第二日的抽血检查。3 月 17 日 06:55 下夜护士开始准备给患者抽血;06:58 抽血完毕,左手持棉签按压穿刺点局部,右手持采血针管(非针翼)拔出针头时,采血针回弹,针头刺入右手食指,感觉到疼痛后,马上查看伤口,局部可挤出少量血液,立即用流动水冲洗,并轻轻从近心端向远心端挤压冲洗。查看患者病历,患者有乙型肝炎病史,乙肝表面抗原(+),立即在系统上进行职业暴露登记,并将此事报告给了护士长。07:10 前往感染科就诊,医生给予开具抽血检查,确定是否有乙型肝炎、梅毒、丙型肝炎及艾滋病(acquired immunodeficiency syndrome,AIDS)等传染性疾病。

资料收集

(1)地点:外科重症病房。

(2)现场查看:外科重症病房治疗室设施。

(3)人员访谈:科室其他护士、受伤护士、外科重症病房护士长。

(4)记录:针刺伤职业暴露上报表、受伤护士就诊记录、患者病历记录和检验报告单、护士培训记录、各班工作职责。

(5)设备:采血治疗护理工具。

(6)方法流程:列出时间序列表,制定流程图,用鱼骨图进行原因分析。

调查结果

表 1　事件经过时间序列表

时间	事件经过
3 月 16 日 11:00	医生开具该交通动脉瘤破裂伴蛛网膜下腔出血患者第二天抽血检查的医嘱
3 月 17 日 06:55	下夜护士开始准备给患者抽血
3 月 17 日 06:58	抽血完毕,针头刺入右手食指,评估伤口,进行局部处理
3 月 17 日 07:01	查看患者病历,患者有乙型肝炎病史,乙肝表面抗原(+),立即在网络系统上进行职业暴露登记,并将此事报告给了护士长
3 月 17 日 07:10	前往感染科就诊,医生给予开具抽血检查,排除乙型肝炎、梅毒、丙型肝炎及艾滋病(AIDS)传染性疾病
3 月 18 日 08:00	受伤护士抽血检验报告显示:暴露者无乙肝、梅毒、丙肝及艾滋病传染性疾病,且有乙肝抗体
3 月 20 日 08:00	科室进行不良事件讨论

近端原因

问题:针刺伤。

(1)个人因素:护士安全防范意识薄弱,采血操作不规范。当班护士手持采血管直接拔针,而不是针翼,这种拔针方式存在安全隐患。

(2)工作因素:重症病房患者多,护士工作量大。

(3)设备:没有安全型采血针。

(4)布局因素:操作环境光线不足。

(5)教育培训因素:防针刺伤措施培训不到位,护士对针刺伤的风险防范不足。

(6)工作流程因素:采血流程未细化,未充分考虑针刺伤。

根本原因

(1)护士对针刺伤的风险意识不够:安全防范意识薄弱,采血操作不规范。

(2)工作环境:重症病房患者多,护士工作量大,操作环境光线不足。

(3)科室对护士的培训不够,预防针刺伤针对性不强:防针刺伤措施培训不到位,采血流程未细化,未充分考虑针刺伤;护士对针刺伤的风险防范不足。

(4)设备物质因素:没有安全型采血针。

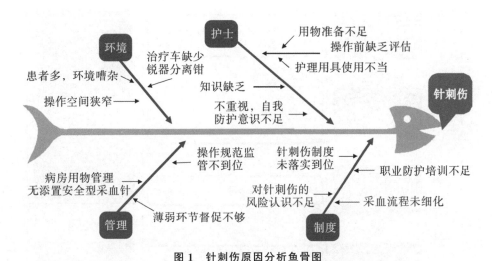

图1 针刺伤原因分析鱼骨图

加强和改善的流程

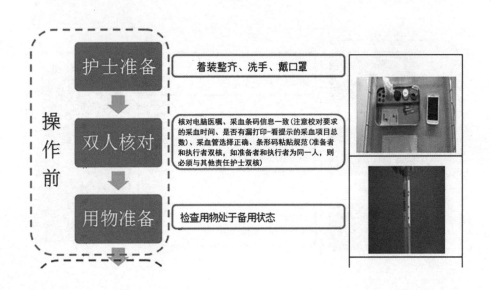

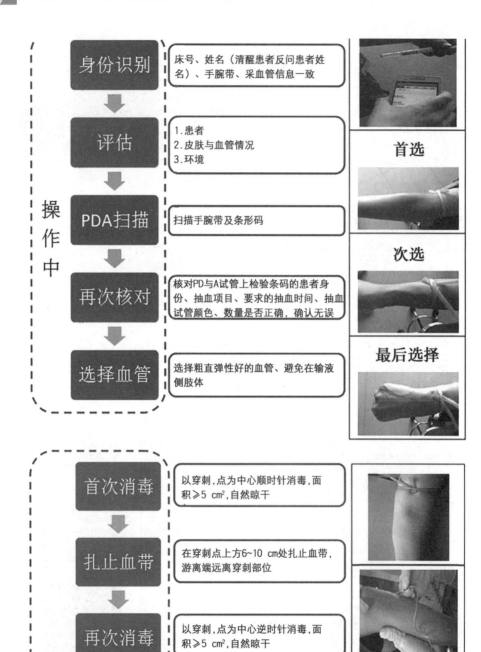

操作中

身份识别	床号、姓名（清醒患者反问患者姓名）、手腕带、采血管信息一致
评估	1.患者 2.皮肤与血管情况 3.环境
PDA扫描	扫描手腕带及条形码
再次核对	核对PD与A试管上检验条码的患者身份、抽血项目、要求的抽血时间、抽血试管颜色、数量是否正确，确认无误
选择血管	选择粗直弹性好的血管、避免在输液侧肢体

首选

次选

最后选择

首次消毒	以穿刺点为中心顺时针消毒，面积≥5 cm²，自然晾干
扎止血带	在穿刺点上方6~10 cm处扎止血带，游离端远离穿刺部位
再次消毒	以穿刺点为中心逆时针消毒，面积≥5 cm²，自然晾干

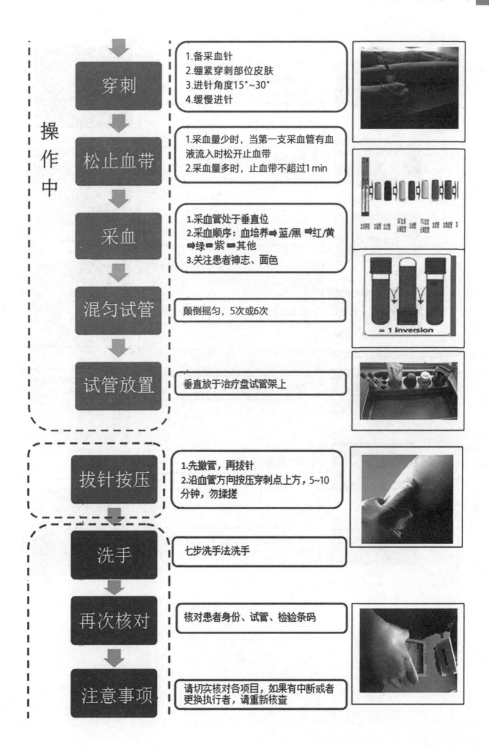

操作中

穿刺
1.备采血针
2.绷紧穿刺部位皮肤
3.进针角度15°~30°
4.缓慢进针

松止血带
1.采血量少时,当第一支采血管有血液流入时松开止血带
2.采血量多时,止血带不超过1 min

采血
1.采血管处于垂直位
2.采血顺序:血培养➡蓝/黑➡红/黄➡绿➡紫➡其他
3.关注患者神志、面色

混匀试管
颠倒摇匀,5次或6次

= 1 inversion

试管放置
垂直放于治疗盘试管架上

拔针按压
1.先撤管,再拔针
2.沿血管方向按压穿刺点上方,5~10分钟,勿揉搓

洗手
七步洗手法洗手

再次核对
核对患者身份、试管、检验条码

注意事项
请切实核对各项目,如果有中断或者更换执行者,请重新核查

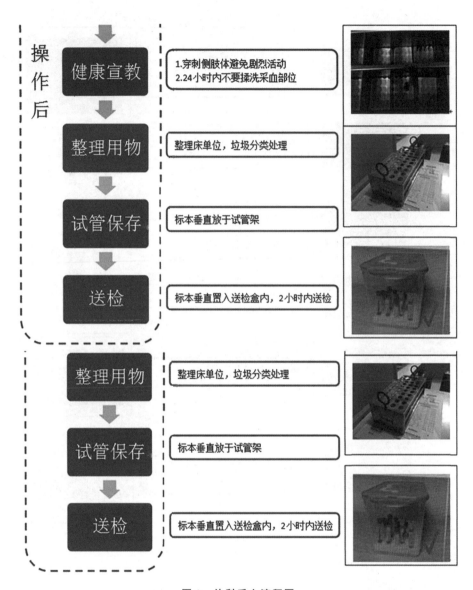

图 2　外科采血流程图

整改措施

表 2　整改措施安排表

行动计划	内容	部门执行者	完成日期
加强科室护理人员安全风险防范,护士长不定时督查	(1)护理人员遵循操作规程,严格落实预防针刺伤和锐器伤的措施;掌握自我防护知识,正确进行各项技术操作 (2)督促护理人员自觉养成良好的工作习惯,改变危险的工作行为:采血针使用后要握住操作翼,先撤管,再拔针,避免采血针失控,降低针刺伤的发生率 (3)护士长严格抽查各班护士对针刺伤预防措施的了解情况 (4)医护人员在治疗操作过程中保持沉稳,注意力集中,避免心情急躁或紧张	神经外科	2020-03-20
加强科室护理人员培训	(1)加强护理人员教育和培训,明晰针刺伤的处理措施,提升自我防护意识 (2)科室组织不良事件学习和讨论,进行经验交流和案例分享 (3)组织学习有关针刺伤等危险因素的预防措施和相关知识,定期进行应急演练	神经外科	2020-03-20
优化人员配置	规范和完善科室制度,充实夜间护理人员,增加助早岗位,及时补充人力,杜绝过于繁忙和紧张	神经外科	2020-03-20
改善科室环境和采血工具	(1)提供安全、明亮的工作环境 (2)配备一定数量的安全性采血针,用于躁动患者的采血	神经外科	2020-03-22
改善采血操作流程	(1)参考操作指南,查找文献 (2)寻求循证支持,规范科室采血流程	神经外科	2020-03-22

第三章

失效模式与效应分析 (FMEA)

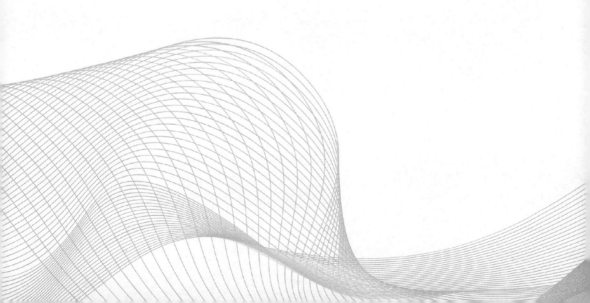

第一节　失效模式与效应分析(FMEA)概述

　　失效模式与效应分析(failure mode and effects analysis,FMEA)是一种可靠性设计的重要方法,由故障模式分析(FMA)与故障影响分析(FEA)演变组合而来,FMEA 可以对各种风险进行评价、分析,便于我们依靠现有的技术将这些风险减小到可以接受的水平或者直接消除这些风险。了解和掌握FMEA 的根本精神和用意,并辅以实例练习,有助于我们在实际练习中真正掌握 FMEA 的精髓,并应用 FMEA 对流程中可能出现的失效模式进行评估、分析,计算危机值,为危机值较高的失效模式制定改进措施并加以评价。应用FMEA 评估医疗护理工作流程和工作模式,可以及时发现患者存在的风险,实施预见性护理,有效地避免患者潜在的风险,降低护理投诉与纠纷,提高护理质量。

　　FMEA 是质量目标分解的有力工具。

　　(1)学习和理解 FMEA,掌握正确应用 FMEA 的方法;正确认识并掌握FMEA 方法的真正特性,灵活应用 FMEA 管理方法,帮助发现护理工作中的异常状况,迅速做出改进的对策。

　　(2)熟练地掌握并运用 FMEA 管理方法,有效地降低不良案件率,可以达到降低成本、提升护理质量的目的。

第二节　失效模式与效应分析(FMEA)案例

案例1　失效模式与效应分析(FMEA)在预防婴幼儿失窃中的应用分析

研究背景

据报道,美国自1983年起,发生了200多起新生儿在医院内被盗的事件。婴幼儿失窃给医院、受害人及其家庭带来严重后果,包括经济损失、精神损失、名誉受损等。婴幼儿失窃是我院前十大风险事件,我院依据要求制订了婴幼儿失窃应急预案。

一、成立防范婴幼儿失窃应急小组

成立10人小组,由院长牵头,护理部组织,成员包括护理部主任,医务部主任/副主任,保障保卫部主任,妇产科、儿科、儿外科的主任、护士长、医生、护理人员等(表1)。

表1　防范婴幼儿失窃应急小组分工职责

职称或职务	工作内容
院长	策划、指导及协调
护理部主任	组织策划与指导
保障保卫部主任	协助流程绘制及原因分析

续表

职称或职务	工作内容
医务部主任	协助流程绘制及支持项目改进
儿科主任、护士长	参与环节讨论及制订、执行改进计划
妇产科主任、护士长	参与环节讨论及制订、执行改进计划
儿二科主任、护士长	参与环节讨论及制订、执行改进计划
儿一科主任、护士长	参与环节讨论及制订、执行改进计划
儿科急诊主任、护士长	参与环节讨论及制订、执行改进计划
主管护师	查阅文献及参与项目讨论

二、婴幼儿失窃失效模式与潜在风险因素分析

将婴幼儿失窃分为身份确认、婴幼儿交接、病房管理、健康教育、婴幼儿失窃 5 个流程,再细化为身份确认、婴幼儿交接、健康教育、环境管理、人员管理、应急预案 6 个子流程,采用头脑风暴法列出可能发生婴幼儿失窃的因素,优先改进风险系数(risk priority number,RPN)排名前十位的项目。

1.婴幼儿失窃失效模式分析(表 2)

表 2 婴幼儿失窃失效模式分析表

流程	失效环节	潜在失效原因	失效模式
身份标识	身份确认失效	婴儿的身份标识未做或不清晰	婴儿身份确认失效
		婴儿的身份标识错误	婴儿交接错误,可能导致婴儿丢失
		未按身份确认程序执行婴儿身份识别	婴儿辨识错误,可能导致婴儿丢失
交接	婴幼儿交接失效	护士或家属缺少交接的安全意识	未执行婴儿交接,可能导致婴儿丢失
		未做婴幼儿身份交接工作	婴儿交接错误,可能导致婴儿丢失
		交接流程不完善	不了解婴儿的交接,可能导致婴儿丢失
		护士未按流程执行婴儿交接工作	可能发生婴儿交接错误,甚至婴儿丢失
		护士或家属不了解婴儿的交接内容及时机	可能导致未交接或错误,发生婴儿失窃
		家属的陪检意识薄弱	未能落实婴幼儿陪检,存在安全隐患

续表

流程	失效环节	潜在失效原因	失效模式
病房管理	环境管理失效	病区呈开放式，出口、通道多	难以排除可疑人员，可能导致婴儿失窃
		无效的监控系统	增加婴儿失窃的可能性
	人员管理失效	陪伴/探视人员多且流动快	增加婴儿失窃的可能性
		未严格执行探视制度	难以排除可疑人员，可能导致婴儿失窃
		探视人员的身份难以确认	难以排除可疑人员
		实习生、进修生多，流动快	难以排除可疑人员
		医护人员及受训人员身份标识不明	难以排除可疑人员
健康教育	健康教育失效	护士的安全防范意识薄弱	未能落实婴幼儿的防范安全措施
		护士未对家属进行预防婴儿失窃知识的健康教育	家属不知晓预防婴儿失窃的知识
		健康教育的时间、途径、方法无效	家属不知晓预防婴儿失窃的知识，或知之甚少
		护士缺乏预防婴儿失窃相关知识	护士不能有效对婴儿家属进行宣教
		家属的接受意识及配合度较薄弱	家属不知晓预防婴儿失窃的知识，或知之甚少
应急预案	应急预案失效	发生后的通报机制不清晰	不能及时启动应急预案，可能导致偷窃者逃出控制范围
		可疑人员及区域排查不明确	可能导致偷窃者逃出控制范围，增加寻找难度
		通道管理不到位	可能导致偷窃者逃出控制范围，增加寻找难度

2.评判结果

（1）团队根据评判标准评估打分，按事先"风险系数（RPN）＝严重度（S）×可能性（O）×不易探测度（D）"的公式计算每项的打分，最后取平均分（表3～表5）。

（2）统计危险系数值，按RPN值由高到低排序，选择前十位作为优先改进的项目（表6）。

表3 严重度评判标准

等级	说明	分数
轻微	未波及患者或没影响	1
低	虽波及患者,但影响极为轻微	2～3
中等	波及患者,引起短时间伤害或造成运作上重大影响	4～6
较高	波及患者,引起长时间伤害或造成运作上重大影响	7～8
高	波及患者的生命安全或造成运作上的停止	9～10

表4 发生频率的评判标准

等级	说明	分数
几乎不可能	几乎没有或在极不正常情况下才发生	1～2
低	有可能发生但无资料显示	3～4
中等	有发生之记录但不常发生	4～6
高	有发生之记录且经常发生	7～8
确定会发生	几乎一定会发生	9～10

表5 不易探测度的评判标准

等级	说明	分数
极高	全部可侦测到(100%)	1～2
高	极高概率可侦测到(70%)	3～4
中等	可能侦测到(50%)	4～6
低	不太可能侦测到(20%)	7～8
极低	极小概率可能侦测到(<10%)	9
侦测不到	不可能侦测到或无此设计(0)	10

表6 前十位危险系数值

失效模式	潜在失效原因	RPN 值
应急预案失效	可疑人员及区域排查不明确	198.50
	通道管理不到位	186.50
人员管理失效	探视人员的身份难以确认	172.63
应急预案失效	发生后的通报机制不清晰	145.63

续表

失效模式	潜在失效原因	RPN 值
人员管理失效	未严格执行探视制度	141.50
环境管理失效	病区呈开放式，出口通道多	136.63
人员管理失效	陪伴/探视人员多且流动快	126.00
人员管理失效	实习生、进修生多，流动快	114.63
环境管理失效	无效的监控系统	112.63
婴幼儿交接失效	交接流程不完善	112.63
	护士未按流程执行婴儿交接工作	112.63

三、拟订行动计划

1.完善并落实婴幼儿交接流程

梳理婴幼儿交接流程，并根据各环节交接要点制作交接表，包括新生儿交接表、转科交接表及手术交接表，强调交接到人。

2.加强探视人员管理

指导家长看好婴幼儿，不要让孩子离开视线范围，避免将婴儿放置于开放通道旁边；落实探视制度，产后病房及母婴同室，陪护人数限一两人；严格限制高峰期探视人员，发放探视证，探视人员相对固定，遇见可疑人员主动询问；在新生儿重症监护病房（neonatal intensive care unit，NICU）及产科的病房和走廊加装门禁（图1），限制探视人员入内；加强健康宣教——产妇入院时，接诊护士给产妇发放产科温馨提示单，并告知产妇及家属进行防范婴幼儿失窃的注意事项；在每间病房及走廊贴上温馨提示——"为了您孩子的安全，请看好您的宝宝"。

3.加强医务人员身份管理

科室强调医务人员的身份管理，工作时间着工作服，佩戴胸牌，遇可疑人员主动询问；对于受训人员及新入科工作人员，入科时护士长或科主任要告知科室其他工作人员，介绍身份。所有受训人员统一管理，主动佩戴胸牌，并严格遵守排班制度。

4.完善应急预案

（1）多部门协作，建立婴幼儿失窃的通报机制：与总值班、保障保卫部协商制定通报方式(地点＋4747,谐音"失窃、失窃"),广播后,保障保卫部启动应急预案。

(2)建立人员角色分组:妇产科、新生儿科、儿外科、儿一科、儿二科、儿科急诊、骨科、泌尿外科、心外科等相关科室根据不同班次,按工作岗位规定应急预案中的角色,全科室人员知晓各岗位角色,并开展桌上推演。

(3)多科室联合加强出口管理:梳理各科室所在楼层的出口,指定周边科室协助出口封锁及排查;在各出口及通道安装监控系统并确保有效监控。

5.多部门联合开展婴幼儿失窃应急演练 10 次

为避免纸上谈兵,护理部联合多部门开展婴幼儿失窃应急演练 10 次(图2),部门参与率 100%,人员参与率 95.1%,护理质量管理委员会对每次演练加以分析、反馈及整改。

四、效果评价

项目改进后,团队成员再次打分,计算风险系数(RPN),与实施前比较,效果如表 7 所示。

表 7　风险系数改善前后对比

时间	RPN
改善前	118.17
实施后	39.91

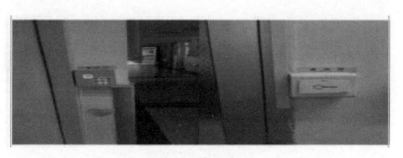

图 1　门禁系统

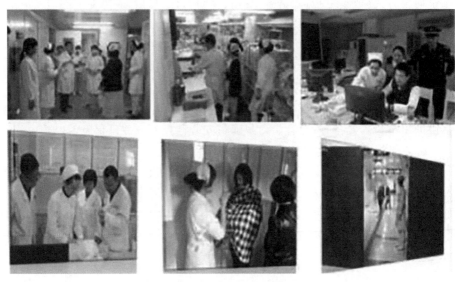

图 2　婴幼儿失窃演练

案例 2 失效模式与效应分析(FMEA) 降低 ICU 非计划性气管插管拔管的发生

研究背景

(1)2012 年,重症医学科(intensive care unit,ICU)气管插管非计划性拔管(unplaned extubation,UEX)发生 5 例,占 ICU 护理不良事件发生的首位。

(2)非计划性气管插管拔管可导致患者损伤,延长住院时间,增加住院费用等,甚至导致患者死亡。

(3)经护理质量管理委员会讨论,非计划性气管插管拔管率是 ICU 护理质量的衡量指标之一,5 例 ICU 气管插管非计划性拔管具有可控性以及改进的必要性。

(4)可提高护理人员的安全意识、责任心。

一、成立降低非计划性气管插管拔管质量改进小组

2013 年 3 月,由分管护理工作的副院长指导,护理部组织成立由 9 人组成的非计划性气管插管拔管 FMEA 小组,包括内外科护士长、ICU 护士长、ICU 医师、高年资护师等,学历均在大专以上,精通业务,掌握专科护理质量标准和评价,熟悉护理风险管理组织流程并接受了 FMEA 知识的系统培训(表1)。

表 1 降低非计划性气管插管拔管质量改进小组风险职责

职称或职务	工作内容
护理部主任	组织策划与指导
护理质控师	检查,反馈,再评价
ICU 副主任	协助培训与指导

续表

职称或职务	工作内容
ICU 护士长	制订科室改进计划及督导落实
ICU 护士	制订科室改进计划及落实
ICU 医师	参与科室改进计划
呼吸内科护士长	气管插管相关知识保障
神经外科护士长	气管插管相关知识保障

二、ICU 非计划性气管插管拔管失效模式与潜在风险因素分析

将非计划性气管插管拔管分为意识状态、药物镇静、导管固定、评估及健康教育、肢体约束、巡视观察 6 个关键流程，每一个主流程再分为若干子流程，然后按流程图逐一分析并列出每一子流程中可能存在的风险因素，最后确定潜在的 6 个失效模式、28 项潜在风险因素。

表 2　非计划性气管插管拔管的关键流程

环节	失效模式	原因
意识状态	患者不配合	①患者意识不清或烦躁不安 ②患者不清楚自己的行为 ③患者情绪不稳定，未做好心理护理 ④患者依从性差 ⑤选用的导管极度不舒适
药物镇静	未及时使用 有效的镇静	①未镇静 ②镇静药使用不充分 ③医护对患者的镇静效果评估不足
导管固定	导管未有效固定	①导管固定方法不规范 ②未及时发现和更换松脱的胶布及系带 ③未做好班班交接导管情况 ④插管的外露部分脱出或下滑，未能及时处理 ⑤护士在给患者翻身时未注意保护和固定管道 ⑥转运或外出检查意外牵拉 ⑦者自行翻身意外牵拉 ⑧护士安全防范意识不强

续表

环节	失效模式	原因
评估及健康教育	评估或健康教育不到位	①护士未做或未做好充分评估 ②护士缺乏相关专业知识 ③护士未向患者讲解相关插管注意事项 ④护患沟通不良
肢体约束	未采取适当有效的约束	①评估不当,未采取肢体约束 ②约束带松动 ③约束带未固定好,过长或松散 ④护士安全防范意识不强
巡视观察	未巡视或观察力欠缺	①护士责任心不强 ②护士缺乏专业知识 ③工作繁忙,工作量大 ④护士未注重管道管理

三、评估结果

1.风险系数(RPN)计算

RPN 值是指严重度(severity,S)、频度(occurrence,O)和不易探测度(detection,D)三方面的乘积,RPN=S×O×D,取值在 1~1000。

(1)严重度(S):假如这个失效模式发生,伤害的严重程度有多高。在 1~10 分之间选择一个分数,1 表示"伤害非常轻",10 表示"严重伤害非常严重"。

(2)频度(O):这个失效模式发生的可能性有多高。在 1~10 分之间选择一个分数,1 表示"非常不可能发生或罕见",10 表示"非常可能发生"。

(3)不易探测度(D):假如这个失效模式发生,被侦测到的可能性有多高。在 1~10 分之间选择一个分数,1 表示"非常可能被侦测到",10 表示"非常不可能被侦测到"。

2.等级标准

采用描述方法分级,严重度(S)分为极为严重、严重、中度严重和轻度严重 4 级;频度(O)和不易探测度(D)分为罕见、不太可能、有可能、很有可能、非常可能 5 级。分值为 1~10 分,等级与分值的关系见表 3。

表3　严重度、频度、不易探测度等级标准

内容	等级	分值
严重度（S）	极为严重	10～8
	严重	7～5
	中度严重	4～2
	轻度严重	1
频度（O）	罕见	1
	不太可能	2～4
	有可能	5～6
	很有可能	7～8
	非常可能	9～10
不易探测度（D）	罕见	10～9
	不太可能	8～7
	有可能	6～5
	很有可能	4～2
	非常可能	1

3.打分

组织 FMEA 小组成员，共 9 人，对失效模式和潜在风险原因进行 RPN 打分。

4.结果（表4）

表4　失效模式和潜在风险原因 RPN 打分结果

环节	失效模式	原因	RPN 均值	排序
意识状态	患者不配合	患者意识不清或烦躁不安	62.00	
		患者不清楚自己的行为	57.24	
		患者情绪不稳定，未做好心理护理	122.98	2
		患者依从性差	117.22	3
		选用的导管极度不舒适	51.22	

续表

环节	失效模式	原因	RPN均值	排序
药物镇静	未及时使用有效的镇静	未镇静	51.89	
		镇静药使用不充分	104.20	5
		医护对患者的镇静效果评估不足	103.98	
导管固定	导管未有效固定	导管固定方法不规范	63.33	
		未及时发现和更换松脱的胶布及系带	83.22	
		未做好班班交接导管情况	50.67	
		插管外露部分脱出或下滑未能及时处理	72.44	
		护士在给患者翻身时未注意保护和固定管道	102.92	
		转运或外出检查意外牵拉	74.89	
		患者自行翻身意外牵拉	92.78	
		护士安全防范意识薄弱	77.78	
评估及健康教育	评估或健康教育不到位	护士未做或未做好充分评估	101.78	
		护士缺乏相关专业知识	41.78	
		护士未向患者讲解相关插管注意事项	47.44	
		护患沟通不良	74.67	
肢体约束	未采取适当有效的约束	评估不当,未采取肢体约束	95.89	
		约束带松动	96.33	
		约束带未固定好,过长或松散	105.17	4
		护士安全防范意识薄弱	76.22	
巡视观察	未巡视或观察力欠缺	护士责任心不强	64.94	
		护士缺乏专业知识	49.33	
		护士工作繁忙,工作量大	135.22	1
		护士未注重管道管理	76.33	

5.风险系数(RPN)顺位结果

气管插管失效模式与潜在风险原因分析结果:

(1)在"未巡视或观察力欠缺"中,潜在的风险因素是"工作繁忙,工作量大",RPN顺位为第一位,为135.22。

(2)在"患者不配合"中,潜在的风险因素是"患者情绪不稳定,未做好心理护理",RPN顺位为第二位,为122.98。

(3)在"患者不配合"中,潜在的风险因素是"患者依从性差",RPN顺位为第三位,为117.22。

(4)在"导管未有效固定"中,潜在的风险因素是"约束带未固定好,过长或松散",RPN顺位为第四位,为105.17。

(5)在"未及时使用有效的镇静"中,潜在的风险因素是"镇静药使用不充分",RPN顺位为第五位,为104.20。

四、目标和策略

(1)阐述在现有的条件下,哪些原因可以应对,哪些暂时没有突破的办法,为什么?

①可应对的原因:低年资护士的薄弱项、约束效果不佳、患者的心理护理不到位、镇静效果欠佳等方面可改善。

②无较好应对方法:护士工作繁忙,工作量大,尤其是夜班,由于护理人力配置有限,患者危重,夜班护士工作量能改善的空间较小。

(2)结合"问题分析"的结果,给出问题改善的目标。

①低年资护士对气管插管相关知识的认知率高达90%。

②约束方法的培训覆盖率100%,考核合格率100%。

③目标为2013年未发生患者自行拔除气管插管。

(3)针对哪些原因进行了改善,采取了哪些方法?为什么选择这样的方法?

①针对护士工作量大,工作繁忙:护士长采取弹性排班,尽量做到危重的插管患者有专人看管,夜班加强人力,互相辅助,交接班阶段及高危时段有专人看管,对于气管插管非计划性拔管进行风险评估,根据患者的风险度安排责任护士,强调责任到人;护理部评估ICU的工作量情况,适时给予人力支援。

②针对患者的心理护理:对于意识清楚的患者,加强宣教,宣教材料要通俗易懂,可用床边图片或写字、演示的方法与患者进行有效沟通,或者邀请家属协助沟通,让患者明白气管插管的重要性;在日常护理中,每天与患者进行沟通,收集患者的需求,给患者听收音机,科室定时播放轻音乐,保持患者的情绪稳定,使其主动配合。

③针对患者依从性差:先评估患者是否曾进行气管插管,是否有拔管史,

罗列患者不配合的原因,经管医生及护理人员有针对性地进行沟通;对于不断沟通但效果不佳的患者实行适当约束。

④针对约束效果不佳:科室开展业务学习,学习内容包括气管插管的相关知识并分析、讨论发生非计划性拔管的原因及后果,约束工具的正确使用及新进展,制定具体的课程安排及考核目标,制定患者约束护理评估单(包括约束原因、健康教育、约束部位、开始时间、定时松解、约束结果等方面内容),护士长及科室护理安全小组定期检查落实情况,改良或发明新的约束方法。

⑤针对镇静效果不佳:与医师配合,在患者病情允许的情况下,给予正确的镇静药;由医生培训护士如何观察及评估镇静效果;科室制定预防非计划性拔管的护理评估单(包括高危因素、结构、过程、结果等),每 2 小时评估,直至没有管路或危险因素解除。

(4)改善过程:改善问题的方法,具体过程和路径,投入的人力、物力、财力、时间等。

具体过程和路径:

①组建 HFMEA 团队:针对非计划性拔管,护理部组织成立气管插管失效模式与效应分析团队(HFMEA 团队),由 9 人组成,均掌握气管插管质量标准和评价标准,熟悉风险管理组织流程,接受 HFMEA 知识的系统培训。

②画出操作流程,找出失效模式:将气管插管操作步骤按流程画出,团队对潜在的风险进行讨论、修改,达成共识。

③找出潜在原因进行风险分析:团队按照标准进行打分,将严重度乘以发生频率得出危机值,进行风险排序,列出引起非计划性拔管的主要原因。

④制订改进方案:根据非计划性拔管的原因,对现有的护理流程和制度进行改进。

⑤HFMEA 团队将改进措施反馈至科室,并要求落实执行。

⑥质控督查:科室小组成员每日检查落实情况,科室护士长每周检查,护理部每个月检查,检查后进行反馈,再评价,周而复始。

⑦团队每月举行 1 次会议,收集检查结果及临床上存在的问题,对改进的效果进行综合评价。

(5)改善结果:实施了上述过程后,问题改善的结果如何? 是否实现了既定的目标? 问题是否得到改善? 给出相应的证据。

失效模式与效应分析在非计划性拔管的改善中取得了较好的成效(图 1和图 2)。

2013 年 1 月 1 日至今,ICU 的非计划性气管拔管仅发生 1 例,原因在于患者表示愿意配合,患者及家属拒绝约束(图3和图4)。FMEA总体上降低了非计划性气管拔管的发生率。

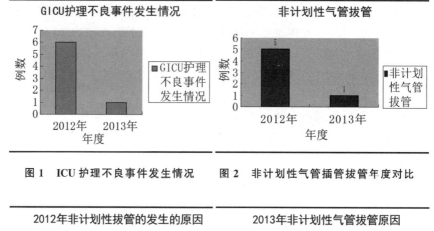

图1　ICU护理不良事件发生情况　　图2　非计划性气管插管拔管年度对比

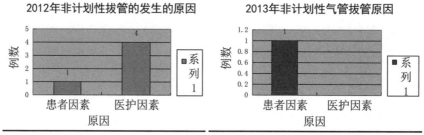

图3　2012年非计划性气管插管拔管的原因　图4　2013年非计划性气管插管拔管的原因

(6)结果分析和结论:

①综合应对过程的投入和取得的结果,评判所选择的改善方案是否有价值。

在整个项目的持续改进中,发挥了一个团队的集体智慧,减少了非计划性拔管的发生,降低了患者的再次损伤,降低了医疗费用,因此所选择的方案具有价值。

②分析总结这项工作的经验和教训。

失效模式与效应分析是一种具有前瞻性和预见性,以提高质量为目的,可评估高风险医疗护理流程,找出失效因子,做到防范风险的管理方式。本项目实施过程中最关键的地方在于制定标准流程图,制定气管插管失效模式调查表,评价是否全面。对于后果严重度及发生频率亦应有客观的量化指标。项目的持续改进应得到科室护理人员的支持,制定必要的奖励及趣味处罚措施。约束需要医嘱,对于表现出配合并拒绝约束的患者,建议还是应约束。

③总结其他有助于问题改善的思考。

对于非计划性拔管的改进项目,选择根本原因分析或品管圈进行持续质量改进,或许能较快取得较佳的改进效果。

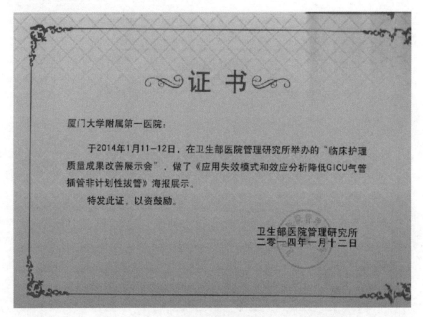

图5　获奖证书

案例3　失效模式与效应分析(FMEA) 在标本管理中的应用

研究背景

标本不合格带来的后果：

(1)影响标本的检测质量(quality of specimen)。

(2)延误治疗(postpone treatment)。

(3)误治，医疗纠纷(wrong treatment，medical dispute)。

(4)威协患者生命(threaten patients' life)。

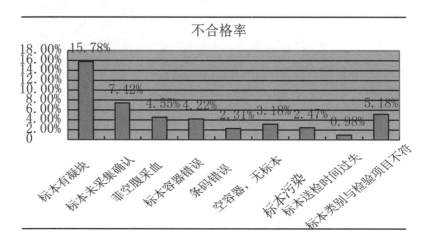

图1　2013年1—12月全院标本不合格率：0.36%

一、成立标本不合格质量改进小组

为改进标本不合格率,护理部成立了标本专项质量改进小组,由分管护理工作的副院长指导,护理部组织成立由 8 人组成的标本管理 FMEA 小组,包括护理部、医务部、检验科相关人员以及高年资护师等,学历均在大专以上,精通业务,掌握专科护理质量标准和评价,熟悉护理风险管理组织流程,并接受了 FMEA 知识的系统培训。人员职责见表1。

表 1 标本不合格质量改进小组分工职责

部门	分工
护理部	组织与指导项目改进
检验科	协助项目改进计划
医务部	协助项目改进计划
护理质控师	统一规范及监督
科室护士长	参与环节讨论,督导落实
护士	参与环节讨论并落实

二、标本管理失效模式与潜在风险因素分析

(1)标本采集流程(图 2):接收医嘱→双人核对医嘱→审核及打印条码→执行→采集标本→采集后确认→通知工人送检→做好标本交接记录。

(2)绘制 7 个流程,细分为 10 个潜在失效模式以及 33 项潜在风险因素(表 2)。

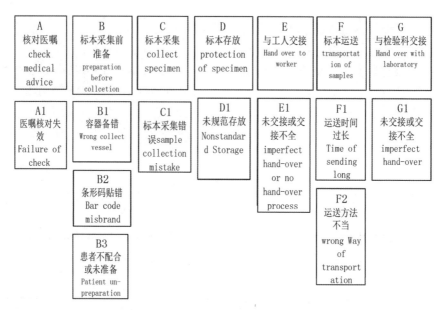

图 2　标本采集流程

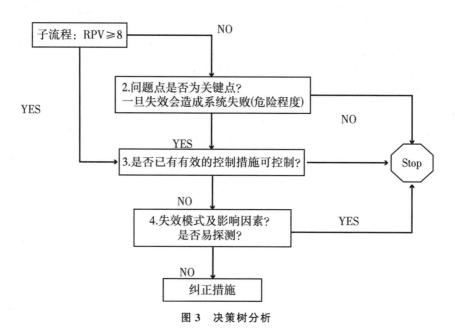

图 3　决策树分析

表2　标本不合格潜在失效模式与潜在风险因素

潜在失效模式	潜在原因	得分			决策树			
		严重性	机会	危害指数	单一弱点	有效控制	可侦测度	是否继续
A1 医嘱核对失效	未认真核对	4	3	12	→	Y	—	N
	工作不断受到干扰	3	3	9	→	Y	—	N
B1 容器备错	缺乏检验知识	3	2	6	N	—	—	N
	未仔细核对	4	2	8	→	N	—	Y
	工作量大,太匆忙	3	3	9	→	Y	—	N
B2 条形码贴错	未认真核对	4	2	8	→	Y	—	N
	不清楚条形码粘贴规范	3	2	6	N	—	—	N
	先采集标本后贴条形码	3	3	9	→	N	—	Y
B3 患者不配合或未准备	未提前告知或告知错误	3	3	9	→	Y	—	N
	患者对采集前目的了解不足	2	2	4	N	—	—	N
C1 标本错误	未执行正确核对	4	2	8	→	N	—	Y
	未执行单人采集标本	4	2	8	→	N	—	Y
	标本量不足	3	3	9	→	N	—	Y
	标本采集时机不对	2	2	4	Y	→	Y	N
	标本采集顺序错误	3	3	9	→	N	—	Y
	采血采集部位不对	2	2	4	Y	Y	Y	N
	采集后未扫描确认采样	2	3	6	N	—	—	N
D1 存放不规范	未分类放置	3	3	9	→	N	—	Y
	随意暴露于护士站或其他位置	3	4	12	→	N	—	Y
	特殊标本未按要求存放	3	3	9	→	N	—	Y
E1 未交接或交接不全	双方工作繁忙,匆忙交接	4	3	12	→	N	—	Y
	未设置交接登记	2	3	6	N	—	—	N
	交接内容不明确	3	3	9	→	—	—	N

续表

潜在失效模式	潜在原因	得分			决策树			
		严重性	机会	危害指数	单一弱点	有效控制	可侦测度	是否继续
F1 转运时间过长	未及时联系送检	2	2	4	N	—	—	N
	外勤人员缺乏检验基本知识	4	3	12	→	N	—	Y
	工作量大,辗转科室多	4	3	12	→	Y	—	N
	新进人员,不知送检地点	4	3	12	→	Y	—	N
F2 运送方法不当	未使用专用箱	3	3	9	→	N	—	Y
	外勤人员缺乏检验基本知识	3	2	9	N	—	—	N
	责任心不强	3	2	6	N	—	—	N
G1 未交接或交接不全	双方工作繁忙,匆忙交接	4	3	12	→	N	—	Y
	未确认采集	3	3	9	→	Y	—	Y

三、评估结果

1.计算风险系数

风险系数(RPN)计算及意义:RPN值是指严重度(S)、频度(O)和不易探测度(D)三方面的乘积,RPN＝S×O×D,取值在1～1000。

(1)严重度(S):假如这个失效模式发生,伤害发生的严重程度有多高。在1～10分之间选择一个分数,1表示"伤害非常轻",10表示"伤害非常严重"。

(2)频度(O):这个失效模式发生的可能性有多高。在1～10分之间选择一个分数,1表示"非常不可能发生或罕见",10表示"非常可能发生"。

(3)不易探测度(D):假如这个失效模式发生,被侦测到的可能性有多高。在1～10分之间选择一个分数,1表示"非常可能被侦测到",10表示"非常不可能被侦测到"。

2.等级标准

表3　严重度、频度、不易探测度等级标准

内容	等级	分值
严重度(S)	极为严重	10~8
	严重	7~5
	中度严重	4~2
	轻度严重	1
频度(O)	罕见	1
	不太可能	2~4
	有可能	5~6
	很有可能	7~8
	非常可能	9~10
不易探测度(D)	罕见	10~9
	不太可能	8~7
	有可能	6~5
	很有可能	4~2
	非常可能	1

3.评分

组织 FMEA 小组成员,共 8 人,对失效模式和潜在风险原因进行 RPN 评分。

4.结果

表4　对失效模式和潜在风险原因进行 RPN 评分

潜在失效模式	潜在原因	得分			决策树			改善行动计划	负责部门
		严重性	机会	危害指数	单一弱点	有效控制	可侦测度	是否继续	
A1 医嘱核对失效	未认真核对	4	3	8	→	N	—	Y	组织培训	护理部
B2 条形码贴错	先采集标本后贴条形码	3	3	9	→	N	—	Y	组织培训	护理部

续表

潜在失效模式	潜在原因	得分			决策树			改善行动计划	负责部门
		严重性	机会	危害指数	单一弱点	有效控制	可侦测度	是否继续		
C1 标本错误	未执行正确核对	4	2	8	→	N	—	Y	梳理核对方法	护理部
	未执行单人单次采集标本	4	2	8	→	N	—	Y	组织培训	护理部
	标本量不足	3	3	9	→	N	—	Y	组织培训	护理部检验科
	标本采集顺序错误	3	3	9	→	N	—	Y	组织培训	护理部
D1 存放不规范	未分类放置	3	3	9	→	N	—	Y	规范管理标本	护理部
	随意暴露于护士站或其他位置	3	3	9	→	N	—	Y	规范管理标本	护理部
	特殊标本未按要求存放	3	3	9	→	N	—	Y	规范管理标本	护理部
E1 未交接或交接不全	双方工作繁忙,匆忙交接	4	3	12	→	N	—	Y	规范交接流程	护理部康泉
	交接内容不明确	3	3	9	→	N	N	Y	规范交接流程	护理部
F1 转运时间过长	外勤人员缺乏检验基本知识	4	3	12	→	N	—	Y	组织培训	护理部
F2 运送方法不当	未使用专用箱	3	3	9	→	N	—	Y	规范管理标本	护理部
G1 未交接或交接不全	双方工作繁忙,匆忙交接	4	3	12	→	N	—	Y	规范交接流程	科室

四、目标和策略

1.计划(plan)

(1)加强标本规范管理。

(2)加强人员培训。

(3)加强质控力度。

(4)改善流程。

2.实施(do)

(1)标本按送检地点用塑封袋分装。

(2)设置专用标本箱(上锁)、标本工具车。

(3)统一全院标本定点放置。

(4)统一标本交接登记本及交接内容。

(5)护理部组织培训 6 场:物流公司培训、检验科培训、护士及工人培训、科室培训。

(6)制定标本管理质量评价标准:

①专人专项负责,到科室督查与指导。

②定期收集数据,存在问题在全院 OA 公告。

③细化标本管理流程,增加掌上电脑(personal digital assistant,PDA)扫描确认。

3.处理(act)

(1)标本采集运送规定及流程。

(2)标本管理质量评价标准。

(3)标本污染率需再改进。

4.检查(check)改善前后标本不合格率

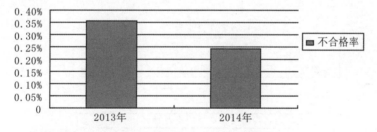

图 4　年度标本不合格率改善前后对比

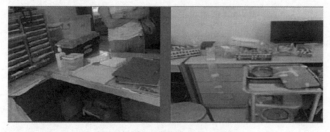

图 5　改善前标本放置管理

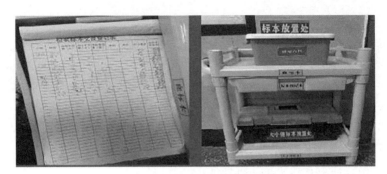

图 6　改善后标本放置管理情况

五、成本效益

(1)成本支出：标本盒 6800 元，标本盒放置车 31150 元。
(2)样本不合格率下降 0.12%。

六、改善后标本采集流程

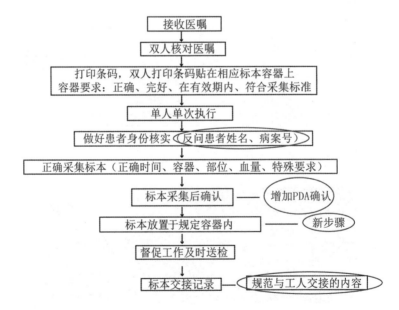

图 7　改善后标本采集流程

第四章

品管圈(QCC)

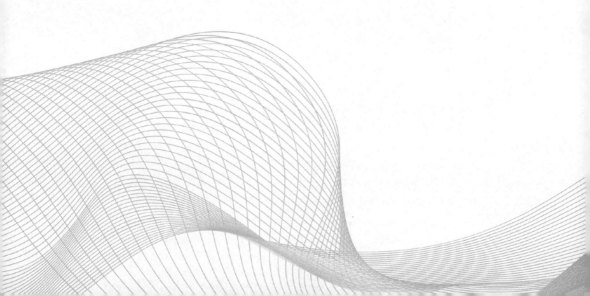

第一节　品管圈(QCC)概述

　　品管圈(quality control circle,QCC)就是由相同、相近或互补之工作场所的人们自动自发组成数人一圈的小圈团体(又称 QC 小组),全体合作,集思广益,按照一定的活动程序来解决工作现场、管理等方面的问题及课题。它是一种比较活泼的品管形式。品管圈的特点是参加人员强调领导、技术人员和员工三个方面的结合。现代的 QCC 管理内容和目标突破了原有的质量管理范围,向着更高的技术、工艺和管理水平扩展。

　　当不知道真正的问题有哪些,甚至不知道主要的问题在哪里的时候,就要分析以找出主要的问题,列出主要问题的可能清单,从中找出真正的问题,然后找出解决的方法以及确定如何保持成果。所有参加者都可以获得以下好处:品管圈会议中可以有机会在大众面前讲话;彼此结交更多的朋友,有助于营造工作场所愉快的气氛;更能意识到本职工作的重要性与职责,增强岗位自豪感;改善个体不足之处,养成专心处理问题的习惯。

第二节 品管圈（QCC）案例

案例1 减少数字减影血管造影（DSA）患者术后并发症发生率

背景介绍

圈的组成：

（1）圈长：负责小组成员召集及分工。

（2）辅导员：负责辅导，帮助协调。

（3）圈员：由科室护士、护师、主管护师组成。

（4）成员人数：8人。

（5）主要工作：组圈，制订活动计划，数据收集与统计分析，成果汇报。

主题选定

一、主题的选定过程

表1　选题依据

序号	主题评价题目	上级政策	重要性	迫切性	圈能力	总分	排序	选定
1	提高胃管固定合格率	2.67	1.67	1.00	4.33	9.67	6	
2	提高患者对健康教育的知晓率	3.00	3.00	1.67	4.33	12	4	
3	降低DSA术后并发症发生率	2.33	4.67	5	1.67	13.67	1	★
4	降低住院患者跌倒发生率	4.00	3.33	2.67	1.67	11.67	5	
5	降低呼吸机相关性肺炎发生率	4.00	3.33	1.67	3.33	12.33	3	
6	降低住院患者失禁性皮炎发生率	4.33	3.00	3.00	2.33	12.66	2	

	分数/评价项目	上级政策	重要性	迫切性	圈能力
评价说明	1	没听说过	次重要	次迫切	需多部门配合
	3	偶尔告知	重要	迫切	需某一部门配合
	5	常常提醒	极重要	极迫切	能自行解决

二、选题理由

数字减影血管造影(digtal subtraction angiography,DSA),是诊断脑血

管病变的"金标准"。治疗新进展：急性缺血性脑卒中静脉溶栓桥接血管内治疗、颈内动脉支架植入术、颅内静脉窦血栓形成溶栓治疗等治疗技术的迅速发展，有赖于 DSA 提供技术支持。

DSA 是经肱动脉或股动脉插管，在颈总动脉或椎动脉注入含碘显影剂，分别在动脉期、毛细血管期和静脉期摄片，观察造影剂所显示的颅内血管的形态、分布和位置。以 DSA 为基础的治疗，包括静脉溶栓桥接血管内治疗、颈动脉/脑动脉支架植入术。

对患者而言：减少 DSA 患者术后并发症；减轻痛苦，减少费用支出。

对科室而言：提升护理专业水平；提高工作质量和效率；增加职业安全感。

对医院而言：减少安全隐患、医患纠纷；增加患者信任度；促进科室不断发展、开展新项目及新服务。

计划拟定

项目	重点	任务	4月上	4月下	5月上	5月下	6月上	6月下	7月上	7月下	8月上	8月下	地点	负责人	方法
			WHY	WHAT			WHEN						WHERE	WHO	HOW
P	提出问题	主题选定	━										会议室	主管护师	小组讨论
	发现问题	计划拟订	=										会议室	主管护师	甘特图、5W1H
		现况把握	=										会议室	主管护师	调查表
	分析问题	目标设定		=									会议室	副主任护师	柏拉图
		解析原因		=									会议室	副主任护师	鱼骨图、金字塔原理
		对策拟订	30%				40%						会议室	主管护师	头脑风暴
D	实施问题	对策实施与改进					━━			20%			神内病房	主管护师	小组讨论
C	评价结果	效果确认								━━			会议室	副主任护师	查核表、柱状图
		标准化									10%		会议室	副主任护师	小组讨论
A	检查改进	检讨与改进									━━		会议室	主管护师	小组讨论

图1　计划拟定甘特图

现况把握

表2　2020年行DSA患者人数统计表

时间项目	1月份	2月份	3月份	4月份	总数
DSA人数	15	6	9	10	40

表3　2020年4月现况调查表

时间	患者	年龄	诊断	是否出现并发症	
				是	否
4月1日	患者1	57	躯体形式障碍		√
4月1日	患者2	63	颈内动脉闭塞、狭窄	√	
4月2日	患者3	67	脑梗死	√	
4月8日	患者4	63	颈内动脉闭塞	√	
4月15日	患者5	59	颈内动脉血栓形成	√	
4月15日	患者6	60	颈内动脉狭窄、支架植入术后	√	
4月15日	患者7	69	脑梗死	√	
4月19日	患者8	63	颈内动脉闭塞、支架植入术	√	
4月20日	患者9	66	颈内动脉闭塞		√
4月20日	患者10	54	颈内、基底动脉狭窄	√	

表4　改善前数据收集

并发症	例数	百分率/%	累计百分比/%
穿刺处水泡	6	50.00	50.00
穿刺处瘀斑	3	25.00	75.00
尿潴留	2	16.70	91.70
穿刺处破损	1	8.30	100

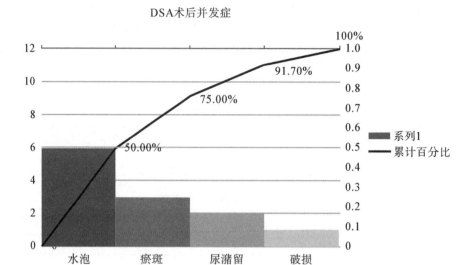

图2　改善前柏拉图

目标值确定

一、目标值

目标值＝现况值－改善值

　　　＝现况值－(现况值×改善重点×圈能力)

　　　＝80％－(80％×75％×33.4％)

　　　＝60％

二、改善目标的表达

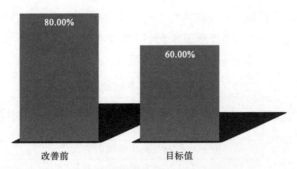

图 3　DSA 患者术后并发症现状值及目标值

原因解析

一、鱼骨图原因分析

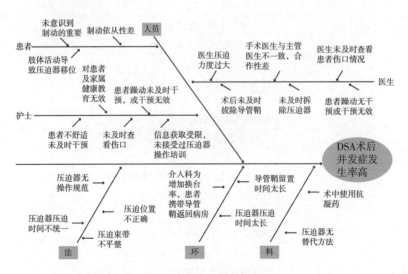

图 4　原因分析鱼骨图

二、要因分析

采用问卷，让科室 18 名成员对 DSA 术后并发症发生率高原因进行重要性评分，非常重要 5 分，比较重要 4 分，一般重要 3 分，比较不重要 2 分，不重要 1 分，总分 90 分，以分数进行排序，见表 5。

表 5　DSA 患者术后并发症发生要因分析

大原因	中原因	小原因	总分	选定
人	责任护士	信息获取受限，未接受压迫器培训	79	
		护士对患者及家属健康教育无效	76	
		护士未及时查看患者穿刺处伤口	72	
		患者肢体制动期间不舒适未予及时干预	73	
		未对患者的精神状态进行评估	72	
		患者烦躁或躁动未及时干预	75	
		患者情绪躁动时干预不到位	73	
		未对压迫器压迫风险进行评估	72	
	医生	手术医生与主管医生不一致，沟通欠佳	83	√
		医生压迫力度过大	77	
		术后医生未及时拔除导管鞘	86	√
		未及时拆除压迫器	80	
		拔管手法、方式不正确	78	
		患者躁动干预无效	74	
		患者躁动未及时干预	80	
		医生未及时查看患者伤口情况	76	
		护士反馈未及时采取措施	78	
人	患者	对肢体制动有抵触情绪，依从性差	76	
		肢体活动导致压迫器移位	81	√
		不习惯床上大小便	76	
		患者理解能力低，健康教育效果不佳	72	
		患者未意识到制动的重要性	81	√
	家属	照护的家属年龄大	68	
		家属照顾不周，导致患者患肢活动	72	
		家属未意识到患肢制动的重要性	80	
环	环境	患者携带导管鞘返回病房，延长制动时间	82	√

续表

大原因	中原因	小原因	总分	选定
料	物品	压迫器无替代方法	78	
	药品	术中使用抗凝药	78	
法	方法	压迫器操作不规范	79	
		压迫器压迫时间不统一	75	
		压迫位置不正确	82	√
		压迫束带不平整	77	

三、真因验证

表6　真因验证

原因	发生次数
术后医生未及时拔除导管鞘	8
手术医生与主管医生不一致，沟通欠佳	8
患者携带导管鞘返回病房，延长制动时间	8
患者肢体活动导致压迫器移位	1
患者未意识到制动的重要性	0
压迫位置不正确	0

对策拟定

一、患者携带导管鞘返回病房对策：加强医护沟通

（1）与导管室充分沟通，争取在患者返回病房前拔除导管鞘，缩短患者肢体制动总时间，从而避免因制动时间过长而引起相关并发症。

（2）了解导管室未拔除导管鞘的原因,争取获得导管室的配合。

（3）与手术医生沟通,鼓励医生在导管室拔除导管鞘后再将患者安置在普通病房。

二、术后医生未及时拔除导管鞘对策:针对原因实施对策

（1）督促手术医生在 DSA 结束时尽快拔除导管鞘。

（2）了解手术医生未及时拔除导管鞘的原因,针对原因提供可解决的方法。

（3）指导患者术侧肢体制动,告知肢体制动的重要性,防止导管鞘断裂、穿刺处出血等意外。

（4）指导患者肢体制动的方式方法,提高肢体制动依从性。

三、手术医生与主管医生不一致对策:加强医—护—患沟通

（1）与手术医生及主管医生沟通,加强医生与医生、医生与护士之间的合作。

（2）了解手术医生与主管医生之间沟通欠佳的原因,尽可能提供必要的帮助。

四、患者肢体活动导致压迫器移位对策:提高肢体制动的有效性与依从性

（1）指导患者肢体制动的方式方法,提高肢体制动的有效性与依从性,必要时予约束带约束患肢。

（2）评估患者意识及配合情况,患者躁动或烦躁时,报告医生,及时处理;针对患者的不舒适给予及时有效的干预措施。

（3）加强巡视,每小时观察压迫器压迫情况,观察压迫器是否移位;检查松紧度,观察患肢足背动脉搏动情况,肢体皮肤颜色及皮肤温度;发现异常及时报告手术医生、主管医生或值班医生,并及时记录患者情况。

案例2 降低俯卧位患者压疮发生率

背景介绍

圈的组成：

(1)圈长：负责小组成员召集及分工。

(2)辅导员：负责辅导，帮助协调。

(3)圈员：由科室护士、护师、主管护师组成。

(4)成员人数：6人。

(5)主要工作：组圈、制定活动计划、数据收集统计分析、成果汇报。

主题选定

一、选题背景

压疮，是由于身体局部组织长期受压，血液循环障碍，组织营养缺乏等，而发生的组织破损和坏死。压疮至今仍是护理学领域的难题，它不仅降低了患者的生活质量，还消耗了极多的医药、护理费用。

而 ICU 患者俯卧位因时间长、深度镇静、病情重、翻身频率偏少等因素，较其他卧位压疮发生率高，因此俯卧位患者预防压疮成为 ICU 的重点和难点。

2018 年俯卧位压疮发生率 12.7%，依然偏高，有待进一步改善。

二、选题定义及衡量指标

俯卧位是指患者俯卧，两臂屈曲放于头的两侧，两腿伸直；胸下、髋部及踝部各放一软枕，头偏向一侧。

$$压疮发生率＝实际发生压疮例数/俯卧位人数×100％$$

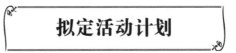

拟定活动计划

表 1　活动计划表

活动类型		步骤	时间												主要负责人
			1月	2月	3月	4月	5月	6月	7月	8月	9月	10月	11月	12月	
改善活动	P	主题选定	······												护士1 护士2 护士3
		制定活动计划	······												护士1 护士2 护士3
		现状调查	······												全体成员
		原因分析及目标设定				······		──							全体成员
		对策拟定审核				······									全体成员
	D	实施及检讨						────							全体成员
	C	成果确认							──				──		全体成员
	A	标准化												····	全体成员
		总结及下一步计划												····	全体成员
虚线：计划线······　　实线：实施线──															

现况把握

一、俯卧位患者压疮调查表

表 2　俯卧位患者压疮调查表

日期	床号	姓名	病案号	年龄	RASS评分	俯卧位天数	俯卧位时间	白蛋白（g/1）	翻身用具	压疮评分	压疮分期	压疮部位

二、患者压疮发生情况

2018 年 8—11 月,科室俯卧位患者数目 63 例,其中有 8 例发生压疮,压疮发生率 12.70%。其中一期压疮 7 例,占比 87.50%;二期压疮 1 例,占比 12.50%;无三期压疮出现。

目标设定

目标值＝现况值－改善值

　　　　＝现况值－(现况值×圈能力×改善重点)

　　　　＝12.7%－(12.7%×46.26%×80%)

　　　　＝8%

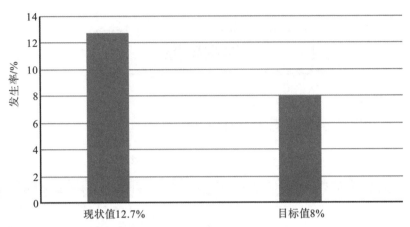

图 1　俯卧位压疮现状值与目标值

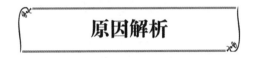

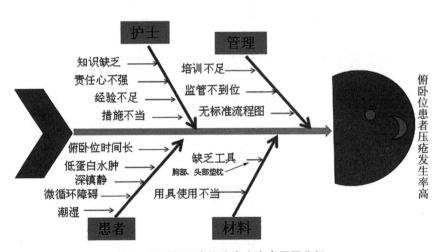

图 2　俯卧位患者压疮发生率高原因分析

对策拟定

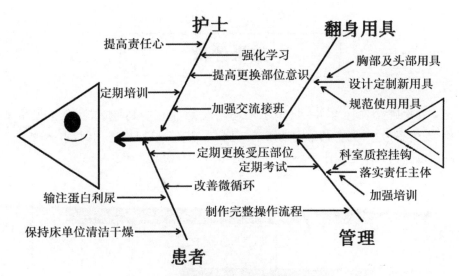

图 3 降低压疮发生率的对策实施阶段

一、加强理论与操作的培训

(1)在科室例会上,针对俯卧位通气治疗的相关知识进行培训;对重新制定的标准化的俯卧位翻身流程进行培训。

(2)现场演示特制的加长、加厚的翻身枕的使用方法;对头部使用的水垫枕的使用方法进行培训。

(3)患者俯卧位时,每两小时抬起患者,移动翻身枕一次,避免局部皮肤持续受压;头部每两小时左右转动一次。

二、科室加强监管督导力度

(1)翻身时由小组成员或护士长进行考核,确保按照标准化操作流程进行。

（2）小组成员记录每次俯卧位通气治疗的时长、局部皮肤受压的情况、处理的结果。

（3）每一例俯卧位通气治疗患者结束后，小组成员进行总结经验和建议，收集数据。

（4）严格执行操作流程，并与科室质控挂钩。

效果评价

本次研究 2019 年 6—11 月 ICU 俯卧位翻身患者 46 例，其中压疮发生 4 例，发生率为 8.7%。其中一期压疮 3 例，占 75%；二期压疮 1 例，占 25%；三期压疮 0 例。压疮发生率较 2018 年的 12.7% 有明显改善。

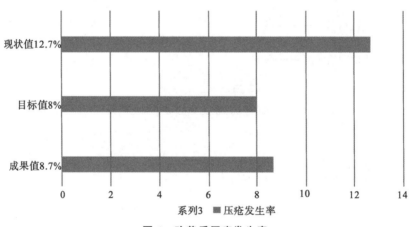

图 4　改善后压疮发生率

检讨与改进

（1）ICU 俯卧位患者有别于普通患者，俯卧位要求时间长，重度急性呼吸窘迫综合征（acute respiratory distress syndrome，ARDS）患者通常每天需要俯卧 16～20 小时,压疮难免出现,在压疮与疾病恢复之间难免要做出取舍。

（2）按规范使用俯卧位专用翻身垫、减压贴、软枕头能减少压疮发生率。

（3）今后工作中需要不断发现翻身用具的不足之处,对翻身垫进行改造及升级;多购买一些不同型号的专用翻身垫,多对比,采用更优质翻身垫。

（4）虽然俯卧位时间长,但可以通过更换翻身垫的位置来更换受压部位,避免局部受压时间过长。

（5）俯卧位患者一般病情较危重,护士工作繁忙,关注重点往往偏移到关键操作、仪器监护、生命征的观察,而忽略了压疮的预防。

（6）加强理论与操作培训,定期考核。

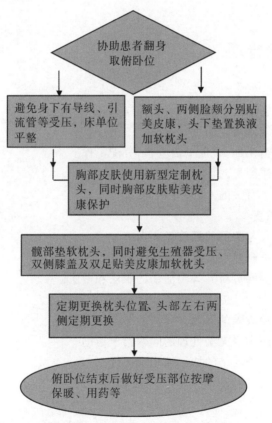

图 5　预防俯卧位患者压疮标准化流程

案例 3　降低患者透析中低血压的发生率

背景介绍

一、成立品管圈小组

1.圈长职责

(1)领导品管圈的活动。

(2)决定品管圈活动的进行方向。

(3)建立圈员协助,参加全员发言,分配工作。

(4)建立全体圈员的良好人群关系。

(5)指导圈员有关的 QCC 方法等。

2.辅导员职责

(1)实施圈长与圈员的品管教育训练。

(2)培养圈员自动自发参与圈会的风气。

(3)充分掌握圈员对品管圈活动的想法和做法。

(4)正确地指导其应用品管手法,以提高活动能力。

(5)选定活动改善的问题。

(6)对品管圈本身无法处理的问题给予帮助。

(7)辅导品管圈活动的持续性和永久性。

(8)协助圈会顺利进行。

3.圈员职责

(1)副主任护师 2 人:负责监督管理、辅导、对策制定及实施、对策审核、制定计划。

(2)副主任医师 1 人:用药顾问、数据分析。

(3)主管护师 3 人:分配任务,组织圈会,选定主题,圈徽设计,成果确认;

现状把握,活动记录;现状调查,对策实施。

(4)主治医师 1 人:原因分析,照片采集。

二、选定圈徽

(1)圈徽的寓意:关爱、帮助、守护。

(2)爱心代表奉献;血压计代表本期主题;绿色的圆环代表医护携手守护患者的透析安全。

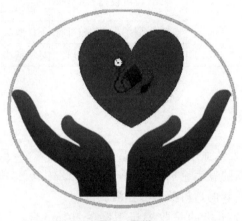

图 1　圈徽

主题选定

一、主题选定过程

表 1　主题选定表

主题评价题目	上级政策	可行性	迫切性	圈能力	总分	顺序	选定
降低透析器凝血率	3	4.5	2	3	13.5	2	
降低透析中低血压的发生率	3	5	3	4	15	1	

续表

主题评价题目	上级政策	可行性	迫切性	圈能力	总分	顺序	选定
提高医护人员手卫生达标率	2	3	3	3	11	4	
导管患者肝素封管对凝血功能的改变	3	3	2	3.5	11.5	3	
延长透析患者内瘘使用寿命	3	3	2	2	10	5	

	分数	上级政策	可行性	迫切性	圈能力	
评价说明	1	没听说过	不可行	半年后再说	需多个部门配合	
	2	偶尔告之	较可行	下次解决	需一个部门配合	
	3	常常提醒	可行	尽快解决	自行能解决	

二、选题背景

血液透析相关性低血压是透析最常见的急性并发症，虽然血液透析技术不断提高，但低血压的发生率仍达 20％～50％，最高 70％，发生低血压会降低透析充分性，影响患者的透析效果和生活质量。

注：透析中低血压指的是收缩压下降＞20 mmHg 或平均动脉压降低 10 mmHg 以上并有低血压的症状；单纯性低血压指收缩压下降＞20 mmHg 或平均动脉压降低 10 mmHg 以上，无低血压症状。典型症状：恶心，呕吐，头晕，眼花，打哈欠，出汗，胸闷，继而出现脸色苍白，呼吸困难，肌肉痉挛，脉搏细速。

三、选题意义

（1）对医院而言：提高患者满意度，增加社会效应，提升医院整体品牌形象。

（2）对科室而言：增强团队凝聚力，改善工作效率与品质，提高病区整体形象。

（3）对患者而言：减少并发症的发生，增加透析年限，提升生存率。

（4）对护士而言：提高综合素质，提升自我成就感。

拟定活动计划

表2　活动计划表

活动项目	2019/4月 1周	2 周	3 周	4 周	2019年5月 1周	2 周	3 周	4 周	2019年6月 1周	2 周	3 周	4 周	2019年7月 1周	2 周	3 周	4 周	2019年8月 1周	2 周	3 周	4 周	2019年9月 1周	2 周	3 周	4 周	2019年10月 1周	2 周	3 周	4 周	2019年11月 1周	2 周	3 周	4 周	负责人
1、主题选定																																	全体
2、活动计划拟定																																	副主任护师
3、现状把握																																	护师
4、目标设定																																	副主任护师
5、解析																																	主治护师
6、对策拟定																																	主管护师
7、对策实施与检讨																																	全体
8、效果实施确认																																	主管护师
9、标准化																																	副主任护师
10、检讨及改进																																	副主任护师

——→ 计划　　——→ 实施

现况把握

一、数据收集

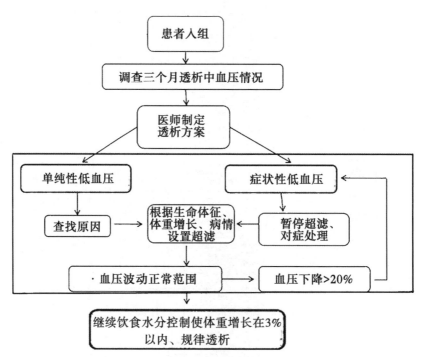

图 2　改善前数据收集流程

表 3　4—7 月透析中低血压发生情况表

项目	数量
透析总人数	42
透析总例次	2717
单纯低血压发生例数	105

续表

项目	数量
症状性低血压发生例数	9
单纯低血压发生率（按例数百分比）	3.86%（低于流行病学调查）
症状性低血压发生率（按例数百分比）	0.33%（低于流行病学调查）
单纯低血压发生率（按人数百分比）	40%（可改善、降低发生率）
症状性低血压发生率（按人数百分比）	21.4%（可改善、降低发生率）

二、衡量指标

单纯性低血压：透析过程中发生低血压，无低血压症状。

$$单纯性低血压发生率 = \frac{单纯性低血压发生人数}{同期血液透析总例数} \times 100\%$$

低血压发生率＝低血压发生例数／同期血液透析总例数

表 4　单纯性低血压原因及发生例数

单纯性低血压发生原因	发生例数/人	累计百分比/%
透析中进食	68	64.8
超滤过多过快	18	81.9
透析前口服降压药	5	86.7
严重营养不良	5	91.4
心功能不全	3	94.3
使用高温	3	97.1
低钠透析	3	100.0

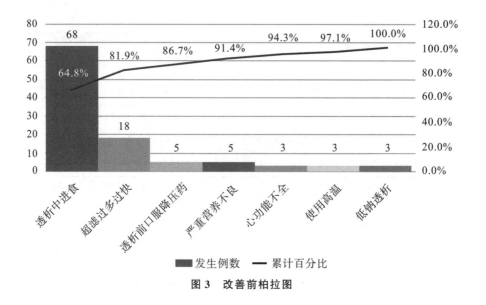

图 3　改善前柏拉图

目标设定

目标值＝现状值＋(1－现状值)×改善重点×圈能力
　　　　＝40％＋(1－40％)×81.5％×60％
　　　　＝20.44％

改善幅度为＝19.6％

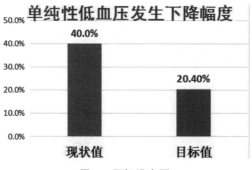

图 4　目标设定图

原因解析

一、鱼骨图原因分析

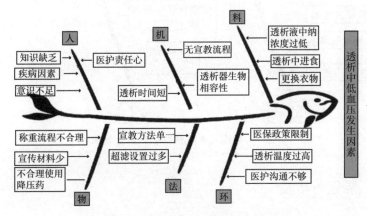

图 5　透析中低血压发生因素原因分析鱼骨图

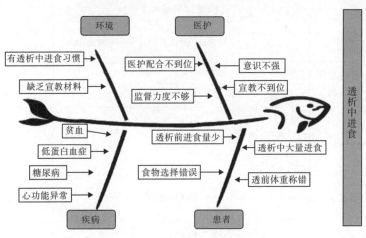

图 6　透析中进餐原因分析鱼骨图

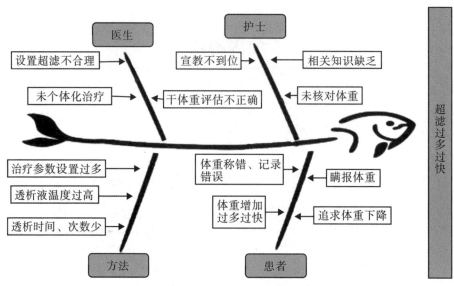

图 7 超滤过多过快原因分析鱼骨图

二、原因分析表

表 5 要因选定表

序号	要因		例数	确认方法	判别标准	确定时间	确认人
		要因确定计划表(42 份)					
1	透析前服用降压药	是	22	问卷	140/90 mmHg	6 月 10 日	
		否	19				
2	透前血压	低：≤110/60 mmHg	3	查阅病例	患者基础血压平均值	6 月 12 日	
		高：≥160/90 mmHg	9				
3	超滤量	≥2.0 L	21	根据医嘱	≥5%	6 月 15 日	
		≤2.0 L	20				
4	透析中进食	是	30	问卷	无	6 月 17 日	
		否	11				

续表

	要因确定计划表(42 份)						
5	透析前后穿着一致	是	41	问卷	要求前后一致	6 月 20 日	
		否	0				
6	每日饮食量	≥500 g	24	问卷	根据职业特点、基础代谢要求	6 月 20 日	
		<500 g	17				
7	每日尿量	有	29	问卷	无	6 月 20 日	
		无	11				
8	超滤曲线	有	2	根据医嘱	老年人、基础病多、心血管疾病	6 月 30 日	
		无	39				

表 6　真因验证表

单纯性低血压发生原因	发生例数/人	累计百分比/%
透析中进食	68	64.8
超滤过多过快	18	81.9
透析前口服降压药	5	86.7
严重营养不良	5	91.4
心功能不全	3	94.3
使用高温	3	97.1
低钠透析	3	100.0

对策拟定

表 7　对策拟定

	对策拟定一览表									
what	why	how	对策拟定				是否采取	who		when	where	排序
问题点	真因	对策	可行性	经济性	效益性	得分		提案人	负责人	实施日期	实施地点	

续表

对策拟定一览表											
为什么会出现透析中低血压	对透析中低血压不重视	加强健康宣教	28	28	24	80	√		8—10月	透析区	2
		掌握实际进食饮水情况	20	28	20	68	×				
	对透前称体重不重视	专人负责称重	20	30	28	78	√		8—10月	候诊室	3
	对透析中进食的危险因素不了解	增加透析前进食量	30	28	28	86	√		8—10月	透析区	1
	高温透析	低温透析	15	20	18	53	×				
	营养不良	加强营养，增加蛋白质摄入	20	25	24	69	×				
	降压药的不合理应用	高血压患者随身携带降压药物，根据透析期间血压波动情况遵医嘱服用	28	20	29	77	√		8—10月	透析区	4

备注：全体圈员就一个对策项目进行评分，依据可行性、经济性、效益性指标进行对策选定评价，优为5分，可为3分，差为1分，共7个人参与评分，总计90分，根据80/20法则，选定72分以上者为实施对策，共4项

对策实施与检讨

表8　分析原因与制定对策

存在问题	真因	解决对策	对策编号
透析中进食	对透析中进食的危险因素不了解	增加透析前进食量	对策一
体重称量存在偏差	对透析前称体重不重视	专人负责称重	对策二
对低血压的发生不够重视	医护宣教不到位	加强患者及家属的健康宣教	对策三
降压药服用时间不明确	不合理运用降压药	严格遵医嘱服药	对策四

一、对策一:避免透析中进食

计划(P):讲解透析中进食的危险因素,避免患者在透析中进食。

执行(D):

(1)指导患者血液透析前就餐时增加用量,避免透析中进食。

(2)如因时间安排问题,透析过程中需进食者,可指导患者进食面包、馒头等小点心(进食量约 50 g),等透析结束后再给予正常饮食。

(3)血液透析过程中进食,时间应选在血液透析开始后 3 h 内,血压不高的患者尽量避免在血液透析 3 h 后进餐,以避免低血压的发生。

(4)当患者血压低于 110/60 mmHg 时,需劝导患者不要在血液透析过程中进餐。

检查(C):通过对策实施,增加透析中进食患者的透析前进食量,预防透析中产生饥饿感。

处理(A):每天统计透析中进食人数。

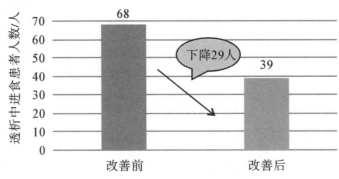

图8　改善前后透析中进食人数对比

二、对策二：专人负责称重

计划(P)：重视体重，安排专人负责，改变患者自己称重并记录体重的现象。

执行(D)：

(1)严格执行称体重流程，将称重流程修改得更细化、更合理。

(2)所有血液透析患者的称重必须有医护人员在场，专人负责称重。

(3)称重前询问并检查衣物更换情况，对衣服不一致的需称量衣物重量，所带食物也需称重，有需要者先如厕，以避免称重误差的发生。

(4)设计专用记录本，称重后及时记录，保证称重的准确性。

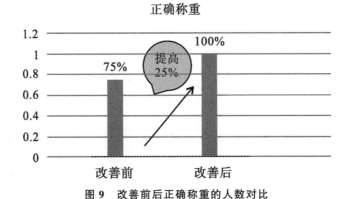

图9　改善前后正确称重的人数对比

检查(C):通过对策实施,正确称体重率达到100%。

处理(A):患者能在护士及医生的指导下了解称重的重要性,积极配合正确称重。

三、对策三:加强患者及家属的健康教育

计划(P):医护重视低血压的防治,提高健康宣教质量。

执行(D):

(1)对患者及家属介绍有关低血压的相关知识,在发放防治手册的同时,做好口头宣教,注意患者和家属的反馈。

(2)特别对老年、理解力较差的患者应不厌其烦、不断强化,使他们真正理解。

(3)在下一次血液透析时做评估,掌握患者的实际饮食、饮水情况,及时更正一些误区,必要时做好家属的沟通和宣教,在家属的协助下改变患者的饮食习惯。

(4)对遵医嘱行为差者,可请其他遵医嘱行为好的患者言传身教,同伴之间的沟通和支持更有效。

检查(C):透析过程中容量性依赖型高血压患者血压下降在正常水平,未低于20%。

处理(A):在医护人员指导下,容量依赖性高血压患者透析过程中能遵医嘱服药,透析间隙血压控制平稳。

效果确认

一、改善前后对比

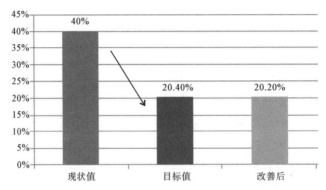

图 10　改善前后和目标值对比

二、无形成果

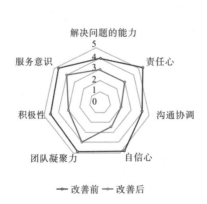

项目	平均分	
	改善前	改善后
解决问题的能力	3	4
责任心	3	5
沟通协调	2	4
自信心	2.5	5
团队凝聚力	4	5
积极性	3	4.8
服务意识	4	5

图 11　圈员活动成长图

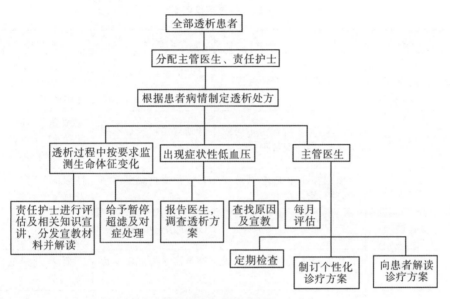

标准化

图 12　标准化流程图

持续质量改进后续调查表

表 9　持续质量改进后 2019 年 11 月 10 到 2020 年 1 月 6 日单纯性低血压发生情况

总调查人数	发生人数	低血压例数	发生百分率/%
48	5	53 例	10.40

检讨与改进

表 10　检讨与改进表

项目	优点	缺点	努力方向
主题选定	切合实际工作,有针对性	选题评价题目未指定选定人	继续开展品管圈活动,解决工作中的问题
计划拟定	分阶段,每个阶段由不同圈员负责,提高圈员积极性	计划与实际执行不完全符合	应拟定更具实际执行力的问题,以便解决
现状把握	能做到实事求是地记录现状,并寻求解决方案	对工作流程观察不细致	注意细节管理,及时发现问题
目标设定	国家圈员能力设定,目标明确	QC手法运用不熟练	加强 QC 手法的学习及应用
真因验证	圈员能努力和细致地完成核查	圈员需一边工作一边核查	需要人力的支持
对策改善	对于选定的对策,圈员能认真地参与	对策实施时间根据医生化验结果实施,较被动	持续保持各项对策实施
效果确认	通过效果确认,能让圈员直观感受到成就	遇节假日及圈长休息,不能及时完成确认阶段	巩固现有效果,并持续
标准化	标准化模式运用到实际工作中	落实不到位	严格执行所制定的标准
圈会活动情况	大家利用自己休息的时间开会,气氛活跃,讨论愉快	圈会形式单一	圈会形式可多样化

案例 4　缩短心脏外科成人开胸术后下床活动时间

背景介绍

一、圈的组成

(1)圈长:负责小组成员召集及分工。

(2)辅导员:负责辅导,帮助协调。

(3)圈员:由科室护士、护师、主管护师组成,平均工龄 10.6 年。

(4)成员人数:9 人。

二、圈名意义

护心圈,心脏外科全体医护人员同心协力,为每一位患者"心"的健康而保驾护航。

三、圈徽

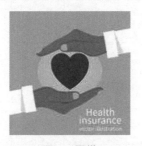

图 1　圈徽

四、圈徽意义

双手：代表心脏外科医护同心协力帮助患者。心：寓意心脏术后待康复的患者。

主题选定

一、主题的选定过程

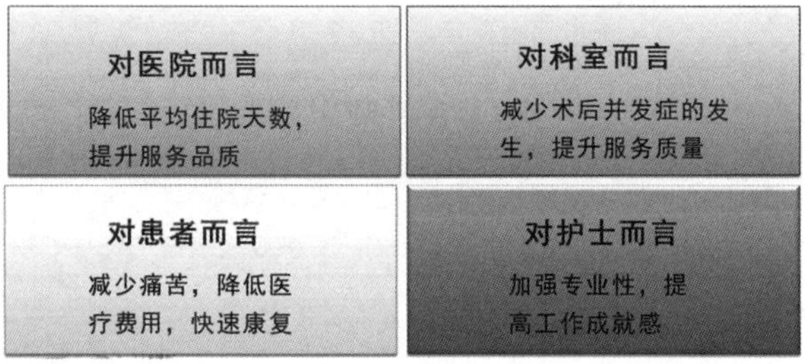

对医院而言	对科室而言
降低平均住院天数，提升服务品质	减少术后并发症的发生，提升服务质量
对患者而言	**对护士而言**
减少痛苦，降低医疗费用，快速康复	加强专业性，提高工作成就感

图 1 选择依据

表 1 主题选定表

主题评价题目	重要性	迫切性	圈能力	上级政策	总分	顺序	选定
缩短心脏外科成人开胸术后下床活动时间	48	45	35	45	173	1	★
提高开胸手术围手术期的呼吸运动锻炼落实率	44	40	35	42	161	2	
提高成人心脏术后肺功能有效的落实率	43	42	45	42	172	3	

续表

主题评价题目	重要性	迫切性	圈能力	上级政策	总分	顺序	选定
提高成人心脏术后肺功能锻炼的落实率	48	45	30	36	159	4	
提高成人心脏手术围手术期肺功能锻炼(吹气球)的落实率	39	30	50	26	145	5	
提高心脏术后下肢蹬球锻炼的落实率	34	30	48	14	126	6	

评分赋值说明	分数	重要性	迫切性	圈能力	上级政策
	1	次重要	6个月后再说	需多部门配合	不相关
	3	重要	迫切	需一个部门配合	相关
	5	极重要	极迫切	自行能解决	极相关

注:本次活动征集6个主题,10名圈员按主题评分说明记分,最高分为此次活动主题即缩短心脏外科成人开胸术后下床活动时间。

二、主题定义

结合国内外文献,本期将术后下床活动定义为:术后 36 h 内患者在生命体征平稳的情况下能床旁坐立(双脚着地)5 min≥3 次,或床旁站立 3 min≥3 次,或床旁行走至少 2 m≥3 次。

三、选题理由

术后早期下床活动可减少心脏术后并发症,促进伤口愈合,增加患者疾病恢复的信心,促进患者的早期康复,同时缩短住院时间,减轻患者经济负担。

拟定计划表

表2　活动计划表

步骤	2019年6月～2020年4月	负责人	地点	方法
主题选定		护士1	心脏外科	头脑风暴
活动计划拟定	受中元节影响	护士1		受春节及疫情影响
现况把握		护士2		流程图、检查表、柏拉图
目标设定		护士3		小组讨论
原因解析		护士4		鱼骨图、检查表、柏拉图
对策拟定		护士5		小组讨论
对策实施与检讨	受春节及疫情影响	护士6		小组讨论
效果确认		护士7		流程图、检查表、柏拉图
标准化		护士8		小组讨论
检讨与改进		护士9		小组讨论
成果发表		护士1		成果展示报名

注：⋯⋯⋯表示计划线，——表示实际执行。

现况把握

一、现有流程

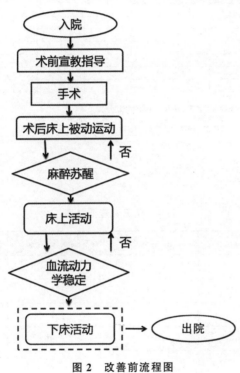

图 2　改善前流程图

二、衡量指标：下床活动时间

表3　缩短心脏外科成人开胸术后下床活动时间(检查表)

缩短心脏外科成人开胸术后下床活动时间-检查表																	
床号	姓名	年龄>18岁	性别	手术名称	手术时间	术后第1天		术后第2天		术后第3天		术后第4天		术后第5天		拔管时间	icu转出时间	出院日期	其他
						活动情况	未下床原因	活动情况	未下床原因	活动情况	未下床原因	活动情况	未下床原因	活动情况	未下床原因				

未下床原因可有多个
活动情况：①四肢活动；②床上翻身；③床上坐起；④肢体被动锻炼
下床活动包括：①床旁坐立5min(双脚着地)；②床旁站立3min；③床旁行走2m
排除：复杂大手术后；死亡；二次手术，身体严重虚弱，肢体功能不健全，合并严重并发症

三、现况调查

表4　现况调查汇总表

原因汇总	发生人次	百分比/%	累计百分比/%
担心	107	40.08	40.08
怕痛	99	37.08	77.16
虚弱无力	18	6.74	83.91
病情重	16	5.99	89.90
气管插管中	12	4.49	94.38
没人指示下床	9	3.37	97.75
躁动	6	2.25	100
术后平均下床活动日	4.45d		

注：调查总人数53人，排除：复杂大手术后2人；死亡2人；二次手术1人，身体严重虚弱、肢体功能不健全及合并严重并发症0人，符合要求48人。

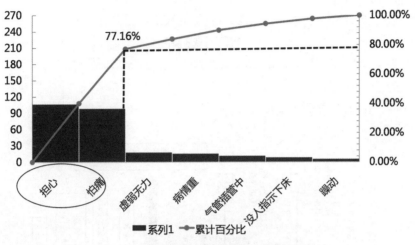

图3 患者不愿意下床的原因分析柏拉图

目标值确定

目标值设定：心外开胸术后患者平均下床活动时间为 2.05 天。

目标值＝现况值－改善值（现况值×改善重点×圈能力）

＝4.45－（4.45×77.16％×70％）

＝2.05

圈能力＝平均分/最高赋分×100％＝3.5/5×100％＝70％

原因解析

一、鱼骨图原因分析

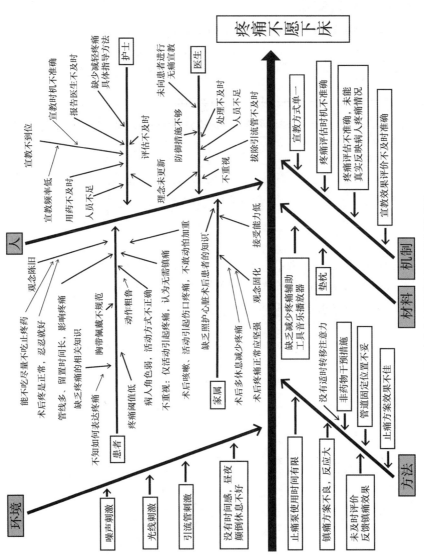

图4　患者疼痛不愿意下床的原因分析鱼骨图

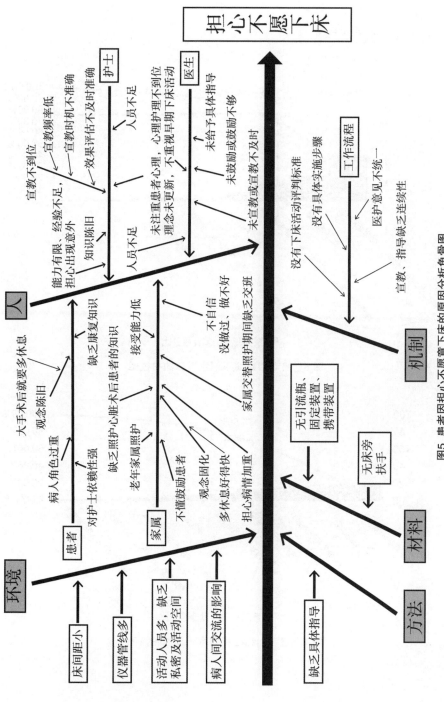

图5 患者因担心不愿意下床的原因分析鱼骨图

二、真因验证柏拉图

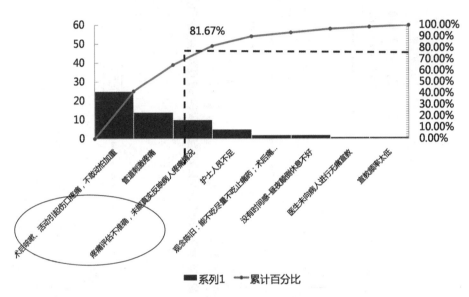

图 6　患者因疼痛不愿意下床的柏拉图

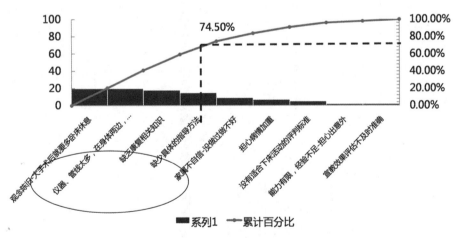

图 7　患者因担心不愿意下床的柏拉图

对策实施与检讨

一、对策一

计划(P):教会患者用疼痛评分法进行自我评估。

执行(D):术前教会患者用疼痛评分法进行自我评估。

(1)将教会患者疼痛自我评估纳入术前宣教项目。制作疼痛评估卡,每间病房配备一张。

(2)患者自我疼痛评分法掌握要求:①正常患者,能根据疼痛评分卡准确完成疼痛自我评分;②不识字、语言不通的患者,能根据疼痛评分卡上的表情,准确完成疼痛自我评估打分。

检查(C):责任组长督查责任护士教会患者用疼痛评分法进行自我评分情况,结果显示,术后患者疼痛自我评估准确率提高到96%。

处理(A):每个病房配备一张疼痛评分卡,将教会患者疼痛自我评估纳入常规术前宣教项目。

二、对策二

计划(P):深入学习疼痛管理制度,规范疼痛处理措施。

执行(D):培训医护人员,规范疼痛评估和处理措施。

(1)加强对医护人员疼痛管理的培训。

(2)优化疼痛管理流程,定时评估,动态评估和再评估:

①定时评估,新入院患者8h内、转入及转出患者、病情变化患者均要进行疼痛评估。

②动态评估,疼痛评估0分的患者,每天评估一次(14:00);对疼痛评分1~3分患者,每班评估(18:00、06:00、14:00);疼痛≥4分时,每4h评估(新生儿每2h)。

③再评估,根据给药途径规定了疼痛再次评估及疗效评定的频次:口服止痛药后1h;肛门栓剂、肌肉及静脉注射后30 min;使用镇痛泵时每4小时;止痛贴剂外贴后4h,需要进行疼痛再评估。

（3）规范疼痛措施，预防先行，联合用药。

①术后统一使用镇痛泵（PCA）。

②减少引起疼痛的相关因素，如避免感冒、适当止咳、佩戴胸带、妥善固定引流管、避免用力过大等，积极预防和处理可能引起疼痛的因素。

③疼痛评分＞3分者，遵医嘱联合使用其他止痛药物，避免不良感受持续或继续发展。

（4）指导患者术后活动，必要时协助患者活动，活动缓慢，避免牵拉伤口引发疼痛。

检查（C）：规范疼痛处理措施后，患者术后疼痛评分＞3分比率明显降低。

处理（A）：继续严格执行医院疼痛管理制度。落实预防先行、联合用药的疼痛管理；控制疼痛，目标值是疼痛评分＜3分。

三、对策三

计划（P）：规范下床活动标准、流程。

执行（D）：制定下床活动标准、流程，培训护理人员。

（1）制定统一下床活动流程。下床活动流程张贴在病房墙壁上，拍摄活动指导视频，存入微信公众号，供患者及家属参照实施。

（2）培训护理人员。利用晨会、微信及每月医护集体学习时间开展全科护理人员学习术后早期下床活动的评定标准、流程及注意事项。

检查（C）：护士长督查，实际查看护士指导患者术后早期下床活动情况，以确保指导实施的安全性。

执行（D）：下床活动时间由原来的4.45天缩短为1.91天。

处理（A）：经效果确认为有效流程和标准后，列入标准常规化操作。

四、对策四

计划（P）：完善健康宣教及术后指导。

执行（D）：针对患者的具体情况进行健康教育和指导。

（1）改变大手术后就要多卧床休息的陈旧观念，加强术后早期下床活动健教。妥善固定，安放仪器、管线，指导带管、线活动；及时评估，与医生沟通，撤除不必要的药物、监护，方便患者下床活动。

（2）术后早期下床活动，护士必须床旁指导，确保患者安全；宣教、指导、示范家属，消除顾虑，提高家属自信心，协助患者下床活动。

（3）制作疾病、康复、特殊用药知识页。根据疾病的个体差异和不同治疗阶段宣教并分发相关知识页给患者。

　　检查(C):患者及家属对健康宣教及术后指导满意度较前提高,快速康复,知晓率提高到99%。

　　处理(A):知识页存入微信公众号,供随时查阅学习,继续落实健康教育。

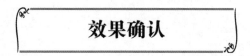

一、有形成果

达成率＝〔(改善前数据－改善后数据)÷(改善前数据－目标设定值)〕×100%

　　　　＝(4.45－1.9)/(4.45－2.05)

　　　　＝106.25%

进步率＝〔(改善前数据－改善后数据)÷改善前数据〕×100%

　　　　＝(4.45－1.9)/4.45

　　　　＝57.30%

　　论文《早期康复对心脏术后的影响分析》《心脏开胸术后早期下床活动的影响因素及干预》

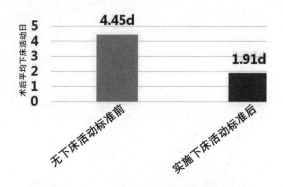

图8　实施前后下床活动时间数据对比图

二、无形成果

表 5　改善前后数据对比表

项目	活动前		活动后	
	总分	均分	总分	均分
解决问题能力	27	3.00	45	5.00
责任心	29	3.22	45	5.00
沟通协调	32	3.56	39	4.33
自信心	17	1.89	33	3.67
团队凝聚力	29	3.22	39	4.33
积极性	27	3.00	45	5.00
服务意识	29	3.22	45	5.00
和谐度	28	3.11	39	4.33

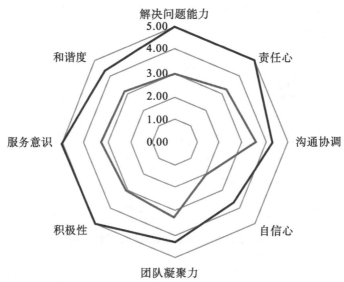

图 9　圈员活动无形成果雷达图

标准化

一、活动标准

表6　下床活动标准

活动步骤	患者情况(生命征平稳,无述不适)	活动内容
第一步	麻醉未醒	抬高床头,术后 2 h 开始予翻身、拍背、被动活动四肢,两小时 1 次
第二步	患者麻醉清醒后	让患者主动活动四肢,指导协助其床上主动翻身
第三步	气管拔管后	扶患者坐起鼓励有效咳嗽。 上肢活动:从腕关节、肘关节、肩关节分别作屈、伸、抬高动作,2 次,每次 10 遍 下肢活动:脚蹬"花生球",2 次,每次 5 分钟。 动脉置管期间肢体只进行非相邻关节活动
第四步	气管拔管后 12 小时	指导、协助患者床上坐起,每次 5min,3 次
第五步	气管拔管后 24 小时	指导、协助患者床旁坐立,并逐渐达到——床旁坐立达到 5 分钟
第六步	床旁坐立均达到 5 分钟,3 次	指导、协助患者床旁站立,并逐渐达到——床旁站立 3 分钟
第七步	床旁站立 3 分钟,3 次	指导、协助患者床旁行走,并逐渐达到——床旁行走 2 米
第八步	床旁行走 2 米,3 次无不适后逐渐增加行走的距离和时间	

注:①生命征平稳心电监护示:窦性心律,律齐,心率波动在 60～130 次/分,血压波动在(90～150)/(60～100)mmHg,呼吸波动在 12～25 次/分,血氧饱和度波动在 95%～100%(结合心脏术后特点、临床医生访谈、文献及相关调查研究)。
②密切关注患者的生命体征变化和管道的安全,预防意外事件发生。

当出现以下情况之一立即中止活动：

(1)患者主诉或表达明显不适、疼痛。

(2)心率≤50 次/分或＞130 次/分，收缩压＜90 mmHg（1 mmHg＝0.133 kPa）或＞150 mmHg 以及新发心律失常。

(3)氧饱和度（SPO$_2$）＜95％，呼吸频率＜12 次/分或＞30 次/分。

(4)患者出现非计划性拔管、跌倒、兴奋、焦虑等指征中的一种。

二、活动流程

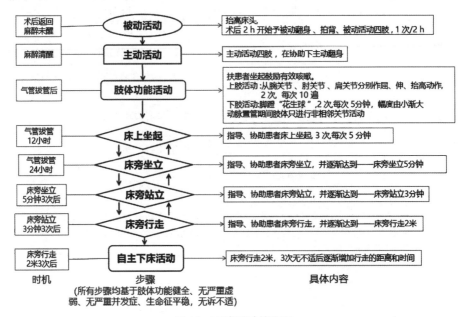

图 10　下床活动流程图

检讨与改进

表 7　检讨优缺点及今后努力方向表

项目	优点	改进方向
主题选定	圈员积极参与	实施难度大
活动计划拟定	活动计划基本可行	结合实际安排工作，使时间安排更为合理
现状把握	资料收集过程认真	合理安排调查样本，方便后期资料分析
目标设定	目标设定合理	
原因分析	头脑风暴，参与度高	原因分析可更充分，真因验证更客观
对策拟定	群策群力	鼓励提出更多更为有效的对策
对策实施	按计划实施对策	个别对策超出圈能力，需医护配合
成果确认	客观收集资料，确认成果	样本数量少
标准化	将改善后的工作进行标准化，并指导工作	标准化在活动中将不断完善
持续改进	圈员从活动中寻找不足，持续改进	调查样本小，影响分析

案例5 降低待产孕妇疼痛评估的不准确性

背景介绍

(1)圈长:负责小组成员召集及分工。
(2)辅导员:负责辅导,帮助协调。
(3)圈员:由科室护士、护师、主管护师组成。
(4)成员人数:9人。
(5)主要工作:成员活动讨论、数据收集统计分析、成果汇报。

主题选定

一、主题的选定过程

表1 选题依据

主题评价项目	上级政策	重要性	迫切性	圈能力	总分	顺序	选定
提高产后出血测量的准确性	32	24	30	28	114	6	
减轻顺产后会阴伤口疼痛率	34	24	34	30	122	4	
降低待产孕妇疼痛评估的不准确性	40	32	36	34	142	1	
提高产妇对责任医生护士的知晓率	36	32	28	34	130	2	
提高责任护士对孕产妇病情的知晓率	38	24	28	36	126	3	

续表

主题评价项目	上级政策	重要性	迫切性	圈能力	总分	顺序	选定
降低产后尿潴留发生率	22	32	34	30	118	5	

	分数	重要性	迫切性	圈能力	上级政策
评分说明	1	次重要	一年后再说	需要多部门配合	没听说过
	3	重要	下次解决	需一个部门配合	偶尔为之
	5	极重要	尽快解决	自行能解决	经常提醒

评分方法为优(5分),一般(3分),差(1分),每个圈员对每一项都要打分

二、选题理由

疼痛是组织损伤或潜在组织损伤所引起的不愉快感觉和情感体验。疼痛不仅让患者遭受身体上的折磨,还会使患者产生恐惧、焦虑等不良情绪,严重影响患者的生活质量。积极准确地评估疼痛,不仅可以识别疼痛的存在,还有助于疼痛治疗效果的评价。良好的疼痛护理是缓解疼痛的重要环节和有效措施。

分娩是人类繁衍生息的自然过程,这种由子宫收缩和紧张的心理所引起的分娩疼痛,对大多数产妇,尤其是初产妇而言是极其痛苦的。建立一套标准化、规范化的分娩疼痛管理模式,有助于提高孕产妇满意度,改善产科服务质量。

对孕产妇而言:消除或减轻孕产妇痛苦和不适;减轻由疼痛带来的焦虑、恐惧、失眠,有助于康复;减少产后抑郁;减少孕产妇并发症。

对科室而言:确保护理质量,提高护理内涵,更好地服务患者,提高孕产妇满意度。

对助产士而言:助产士主导分娩疼痛管理模式可以降低无指征剖宫产率,提高孕产妇疼痛教育及疼痛控制满意度,从而建立一套标准化、规范化的分娩疼痛管理模式,改善产科服务质量。

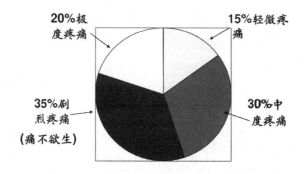

35个国家,21个产科中心,2700例产妇调查结果

图1　世界部分国家疼痛调查结果

拟定活动计划

表2　活动计划表

步骤	2019年05月				2019年06月				2019年07月				2019年08月				2019年09月				2019年10月				负责人	工具方法	地点
	1	2	3	4	1	2	3	4	1	2	3	4	1	2	3	4	1	2	3	4	1	2	3	4			
主题选定	▬	▬																								评价法头脑风暴	产科会议室
计划拟定		▬	▬																							甘特图	产科会议室
现状把握			▬	▬																						查检表相拉图和流程图	产房
目标设定				▬	▬																					柱状图	产房
解析						▬	▬																			鱼骨图	产科会议室
对策拟定							▬	▬																		评价法头脑风暴	产科会议室
对策实施与检讨								▬	▬	▬	▬	▬	▬	▬	▬	▬										PDCA	产科会议室
效果确认														▬	▬	▬	▬	▬	▬							查检表相拉图和流程图	产科会议室
标准化																				▬	▬					流程图	产科会议室
检讨与改进																						▬	▬			头脑风暴	产科会议室
成果发表																								▬		制作PPT	产科会议室

现状把握

一、改善前

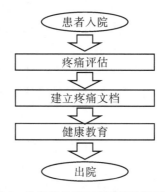

图 2　改善前孕产妇疼痛评估流程图

表 3　改善前疼痛评估不准确情况查检汇总表

检查项目	例数	百分比/%	累计百分比/%
每班未按时疼痛评估	20	37.03	37.03
疼痛评分不准确（强度、分类、部位、性质）	15	27.78	64.81
疼痛评估方法不正确	11	20.37	85.18
孕妇疼痛评估与再评估不正确	2	3.70	88.88
疼痛评估工具选择不正确	2	3.70	92.58
使用药物镇痛孕妇管理不符合要求	2	3.70	96.28
疼痛的处置超范围	2	3.70	100

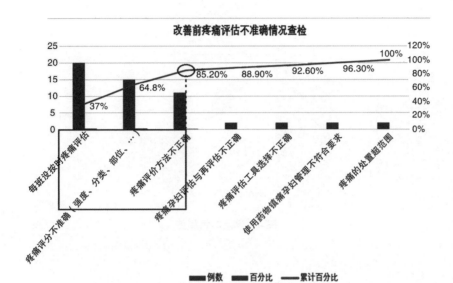

图3　改善前柏拉图

目标设定

表4　目标设定理由

圈员	护士1	护士2	护士3	护士4	护士5	护士6	护士7	护士8
评分	5	5	5	3	2	3	3	3
平均分	29/8＝3.6							
评分标准	能自行解决		需一个部门配合			需多个部门配合		
参考分数	5		3			1		

圈能力＝平均分/最高×100%

　　　　＝3.6/5×100%＝72%

目标值＝现状值－改善值

　　　　＝现状值－(现状值×改善重点×圈能力值)

　　　　＝27.0%－(27.0%×0.85×0.72)

　　　　＝11%

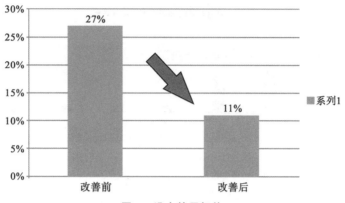

图 4　设定的目标值

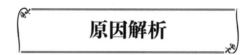

原因解析

一、待产孕妇评估不准确的鱼骨图原因分析

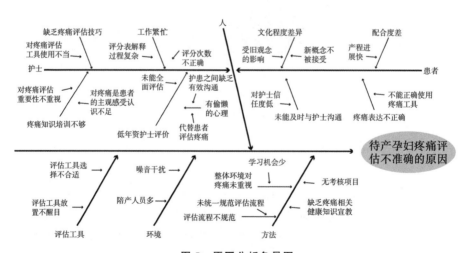

图 5　原因分析鱼骨图

二、待产孕妇疼痛评估不准确的要因分析

表 5　待产孕妇疼痛评估不准确的要因分析表

| 特性要因图中的原因 | | 成员打分情况 | | | | | | | | 总分 | 排名 | 选定 |
编号	原因	护士1	护士2	护士3	护士4	护士5	护士6	护士7	护士8			
1	缺乏疼痛评估技巧	3	3	3	1	3	3	1	3	20		
2	对疼痛评估工具使用不当	3	3	1	1	5	1	1	1	16		
3	工作繁忙	5	3	3	5	3	5	3	5	32	6	
4	评分表解释过程复杂	3	1	1	3	3	1	1	3	16		
5	评估次数不正确	3	5	1	1	3	1	1	3	18		
6	对疼痛评估的重要性不重视	5	5	5	3	5	5	5	5	38	1	
7	疼痛知识培训不够	5	5	3	3	5	5	5	3	34	4	
8	对疼痛是患者的主观感受认识不足	3	3	1	1	3	3	3	1	18		
9	未能全面评估	5	3	3	1	1	1	3	1	18		

续表

编号	特性要因图中的原因　原因	护士1	护士2	护士3	护士4	护士5	护士6	护士7	护士8	总分	排名	选定
10	低年资护士评估	5	5	1	1	1	3	3	1	20		
11	护患之间缺乏有效沟通	5	5	5	3	3	5	3	5	34	5	
12	有偷懒的心理	3	1	3	5	1	1	3	3	20		
13	孕妇文化程度差异	5	5	5	3	3	5	3	3	32	7	
14	受旧观念的影响	3	3	1	1	3	3	1	1	16		
15	新概念不被接受	3	3	1	1	3	3	3	1	18		
16	孕妇配合度差	5	3	5	5	5	3	3	5	32	8	
17	产程进展快	3	5	1	1	1	1	3	3	18		
18	患者对护士信任度低	3	3	1	1	1	1	3	1	14		
19	未能及时与护士沟通	3	3	3	1	3	3	3	1	20		
20	不能正确使用工具	3	3	3	3	1	1	1	1	16		
21	孕妇疼痛表达不准确	5	5	5	5	3	3	5	5	36	2	
22	评估工具选择不合适	3	3	3	1	1	1	1	3	163		

续表

特性要因图中的原因		成员打分情况								总分	排名	选定
编号	原因	护士1	护士2	护士3	护士4	护士5	护士6	护士7	护士8			
23	评估工具放置不醒目	3	3	3	1	1	1	3	3	18		
24	噪声干扰	1	1	3	3	3	1	1	1	15		
25	陪产人多	1	1	1	1	3	3	1	1	12		
26	评估流程不规范	3	3	3	3	3	3	3	3	24		
27	整体环境对疼痛未重视	5	5	3	3	1	1	1	1	20		
28	无考核项目	3	3	3	1	1	3	3	5	22		
29	缺乏疼痛相关健康知识宣教	3	1	3	3	3	1	5	1	20		
30	学习疼痛相关知识机会少	1	1	3	3	1	3	3	3	18		
31	未统一规范流程	3	3	3	5	1	3	3	1	22		
32	代替患者评估疼痛	5	5	5	5	5	5	3	3	36	3	

表 6　真因验证待产孕妇疼痛评估不准确情况查检汇总表

原因	例数	百分比/%	累计百分比/%
对疼痛评估的重要性不重视	36	28.80	28.80
代替患者评估疼痛	25	20.00	48.80
孕妇疼痛表达不正确	17	13.60	62.40
工作繁忙	13	10.40	72.80
孕妇配合度差	11	8.80	81.60
疼痛知识培训不到位	9	7.20	88.80
护患之间缺乏有效沟通	7	5.60	94.40
孕妇文化程度差异	7	5.60	100.00

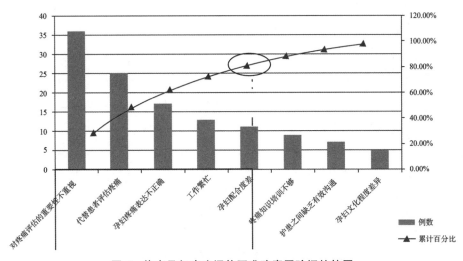

图 6　待产孕妇疼痛评估不准确真因验证柏拉图

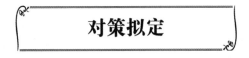

对策拟定

　　针对待产孕妇疼痛评估不准确的真因分析，采取有效的对策，以提高待产孕妇疼痛评估的准确性。

表 7　对策拟定表

问题	项目	真因	对策	评价				判定		提案人	负责人
				可行性	经济性	效益性	得分	选定	对策编号		
提高待产孕妇疼痛评估的准确性	每班没有按时疼痛评估	对疼痛评估的重要性不重视	统一培训疼痛评估完整性和重要性	38	36	36	110	√	对策二		
		工作繁忙	增加夜班的人员配置	32	30	30	92				
		护士代替患者评估疼痛	简化疼痛评估流程	34	35	26	94				
	疼痛评分不准确（分类、强度、部位）	护士代替患者评估疼痛	加强护士对疼痛评估的重要性的认识	36	34	36	108	√	对策二		
		孕妇配合度差	制作疼痛宣教文章，加强孕妇疼痛理念的宣教	30	30	32	92				
		孕妇表达不准确	结合流程制定护士规范评估用语	40	36	36	112	√	对策一		
		护患之间缺乏有效沟通	制定特殊人群的心理状态护理管理方案，做好宣教	36	34	34	104	√	对策四		

续表

问题	项目	真因	对策	评价				判定		提案人	负责人
				可行性	经济性	效益性	得分	选定	对策编号		
提高产妇待产疼痛评估的准确性	疼痛评估方法不正确	疼痛知识培训不够	加强护士疼痛评估流程的培训（特别是低年资护士）	32	30	30	92				
			采用多途径学习的方法	26	34	30	92				
		疼痛评估流程不规范	重新制定标准疼痛评估流程	38	34	36	108	√	对策三		

对策实施与检讨

一、对策一：制定疼痛规范的评估用语

（1）采用规范用语，并根据疼痛评定表认真讲解和解释。

①请问您哪里痛？

②疼痛感觉是怎么样的？护士举例，患者选择。

③有没有牵涉其他什么部位？

④疼痛对睡眠有影响吗，持续多长时间？

⑤疼痛是持续的还是间歇的？您在过去 24 小时里疼过吗？

（2）对策效果确认。

①孕妇分娩过程满意度提高。

②对策得到护士的肯定和支持，疼痛记录完整性提高。

（3）经效果确认为有效对策后，继续实施对策，并列入标准化操作。

二、对策二：加强培训护士规范的疼痛评估

（1）讲解疼痛评估的重要性，更新理念；定时培训科室护士疼痛评估；在每张病床旁边挂醒目的疼痛评分表。

（2）对新护士及疼痛知识薄弱的护士定期强化及考核；护士长不定时抽查疼痛评估的准确性，发现问题，督促责任护士整改；对于存在的共性问题，在科室进行反馈指导。

（3）在临床操作和考核中，不断完善标准，提高疼痛记录完整性。

三、对策三：重新制定规范的疼痛评估流程

（1）科室组织讨论重新修订规范、具体的疼痛评估流程；系统化培训科室护士，责任到人，确保疼痛评估的准确性。

（2）护士按照规范的疼痛评估流程进行评估；护士长每周将检查结果在科

室反馈，每个月在科室护士会议上进行总结。

（3）继续固化规范的疼痛评估流程。

（4）制定特殊人群的心理状态护理管理方案，促进有效沟通，提高健康宣教护理质量。

（5）把握孕妇对疼痛的恐惧、害怕心理，合理应用心理沟通技巧，准确评估疼痛等级；在日常护理工作中，运用通俗易懂的语言进行讲解，积极主动为孕产妇进行分娩疼痛宣教，促使她们掌握疼痛知识；建立孕妇疼痛记录，护士做好交接班。

（6）护士长和资深护士进行质量把关，协助解决沟通困难的孕妇和家属的宣教问题，提高依从性。

（7）观察孕妇疼痛的动态变化，及时使用无痛分娩；对孕妇进行出院后随访和评估，规范延续护理。

效果确认

一、改善前后数据对比

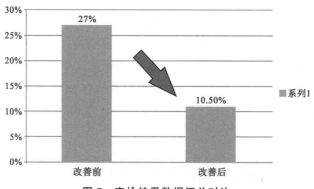

图7　查检结果数据汇总对比

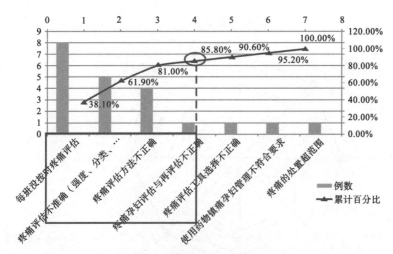

图 8 改善前后柏拉图对比

二、无形成果

表 8 圈员活动成长一览表

编号	项目	活动前		活动后		活动成长	正/负向
		合计	平均	合计	平均		
1	解决问题能力	25	3.1	35	4.3	1.2	
2	责任感	32	4	40	5	1	
3	沟通配合	30	3.7	37	4.6	1.1	
4	愉悦感	26	3.2	35	4.3	1.1	
5	凝聚力	27	3.3	37	4.6	1.3	
6	积极性	27	3.3	37	4.6	1.3	
7	品管圈手法	19	2.3	35	4.3	2	
8	和谐程度	25	3.1	35	4.3	1.2	

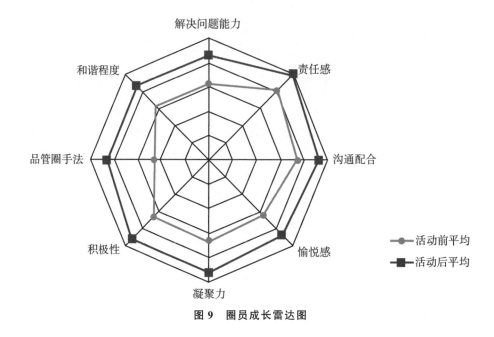

图9　圈员成长雷达图

检讨与改进

表9　检讨与改进表

步骤	优点	不足及今后的努力方向
主题选定	积极思考，切合产科实际情况提出需要改善的主题	思维更加发散，有益于工作改善的主题都可尝试
活动计划拟定	可实施性强，依照计划，提高工作效率	把拟定计划能力运用到实践中
现状把握	制定适宜检查表，专人登记，认真查检	时间查检可以思考更准确的收集方法
目标设定	目标设定明确，科室成员积极配合，圈员共同努力达成	继续保持，并相信自己的改善能力

续表

步骤	优点	不足及今后的努力方向
解析	能运用品管圈手法解析,全面分析工作各环节	可以进一步进行真因检查
对策拟定	集思广益,得出多项对策	对策更贴近实际情况,可使效果最大化
对策实施	通过对策实施,加强了自我管理	有些对策的实施与个人因素有较大关系
效果确认	通过效果确认,圈员收获了成就感	继续努力,使效果继续保持
圈会运作情况	提高了圈员的沟通、协调与组织能力	工作之余完成品管圈,圈员工作量大,影响积极性
遗留问题	提高所有医护人员对此问题的认识,是需要进一步改进的	

案例6　降低小儿骨科外固定皮肤损伤发生率

背景介绍

(1)圈长:护士1。

(2)组员:护士2、护士3、护士4、护士5。

(3)指导员:护士长。

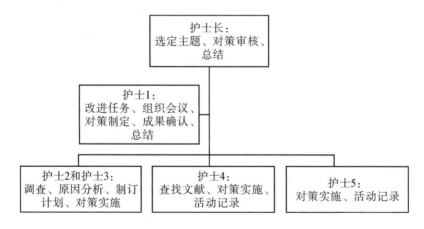

图1　活动人员分配

主题选定

一、主题的选定过程

表 1　选题依据

主题评价题目		上级政策	重要性	迫切性	圈能力	总分	均分	顺序	选定
①	降低小儿骨科外固定皮肤损伤发生率	28	30	28	24	110	18.33	1	★
②	提高操作月考核执行率	28	20	20	28	96	16	2	
③	降低住院患者尿管脱出率	20	30	22	22	94	15.67	3	
④	提高住院患者跌倒坠床预防措施率	24	20	22	20	86	14.33	4	
⑤	提高术前床单位完整率	26	16	16	24	82	13.67	5	
⑥	提高营养高风险再评价完成率	20	26	18	14	78	13	6	
评价说明分数		上级政策		重要性		迫切性		圈能力	
1		无相关		不重要		微迫切		低：0～50%	
3		符合		重要		迫切		中：51%～75%	
5		非常符合		很重要		极迫切		高：76%～100%	

二、选题理由

常规内固定术虽然具有一定疗效，但并发症较多，对关节功能恢复有着诸多的不利影响。在内固定基础上结合外固定，不仅能够加快骨折愈合，还对关节功能恢复十分有利。

外固定器材包括石膏夹板、负压夹板、泡沫式夹板、树脂夹板、树脂绷带、护板、形状记忆聚合物绷带等。

　　骨科患者由于身体的各个关节及肢体受伤，治疗方法上常使用石膏固定、支具固定、骨骼牵引、皮肤牵引及手术治疗等，存在限制活动和被迫体位的问题，因此容易发生皮肤损伤。

　　皮肤损伤，不仅给患者带来了更大的痛苦，加重病情，延长了康复时间，还增加了患者的医疗费用，降低了患者的满意度。

　　因此，采取有效措施降低外固定引起的皮肤损伤发生率具有重要的临床意义，可以缩短患者的住院时间，降低患者及科室的医疗成本，提高患者的满意度。

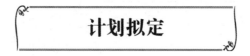

计划拟定

表 2　计划拟定表

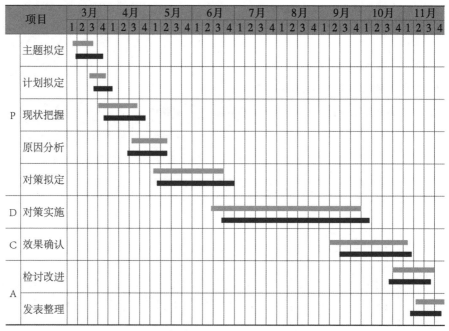

注：计划线 ━━━；实施线 ━━━。

现状把握

经过头脑风暴列出各项可能造成外固定皮肤损伤发生的原因,制作出查检表。

(1)查检时间(when):2018 年 03 月 19 日至 2018 年 04 月 20 日。

(2)查检地点(where):儿骨科病房。

(3)样本数量(how much):统计外固定总人次 286,其中皮肤损伤发生人次 102,损伤发生率为 35.6%。

(4)查检内容(what):外固定皮肤损伤发生的原因(包括保守治疗及术前、术后患者人次)。

(5)查检方法(how):采用普查的方式,由每天日班人员每天登记皮肤损伤发生的例数。

(6)查检负责人(who):每天白班护士。

表3　小儿骨科外固定皮肤损伤发生率高的原因

小儿骨科外固定皮肤损伤发生率高的原因	例数	占率/%	累计比率/%
固定范围	26	25.5	25.5
患孩活动度	21	20.6	46.1
患孩体位	19	18.6	64.7
医护巡视观察	15	14.7	79.4
家属疾病认知	12	11.8	91.8
患孩疼痛	9	8.8	100
合计	102		100

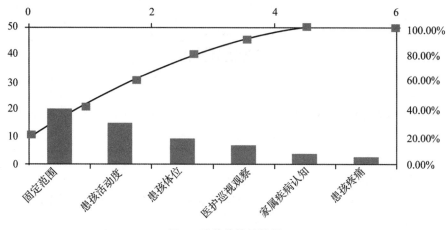

图 2 改善前的柏拉图

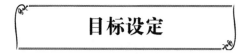

至 2018 年 11 月 30 日为止，小儿骨科外固定皮肤损伤发生率下降到 14.2%。

$$目标值＝现况值－（现况值×改善重点×圈员能力）$$
$$＝35.6\%－（35.6\%×75\%×80\%）$$
$$＝35.6\%－21.4\%$$
$$＝14.2\%$$

原因解析

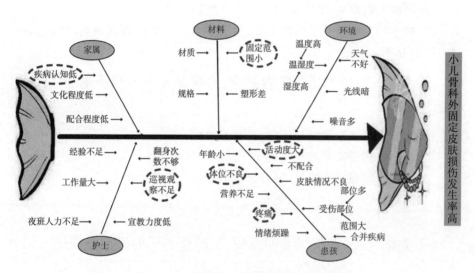

图3 小儿骨科外固定皮肤损伤原因分析

对策拟定

一、对策一:尽可能缩小外固定范围,外固定尽量不贴近骨突处

(1)将外固定的优缺点、压疮的预防与配合处理加进入院宣教的内容。

(2)与医生加强沟通,尽量缩小外固定的范围。

(3)实行传帮接带,指导年轻护士预防和处理压疮。

(4)指导家属正确对待外固定,预防皮肤损伤。

二、对策二：护士加强宣教，指导患孩安静休息

（1）指导患孩及家属采取各种方法减轻疼痛不适。

（2）对患孩加强宣教，告知减少活动量的重要性。

（3）与医生们沟通，共同采取措施提升患孩舒适度。

（4）护士长定期召开全体护士会，对患孩活动度大的原因进行探讨，总结经验以供分享。

三、对策三：护士加强宣教指导，调整患孩体位至不易发生皮肤损伤

（1）指导患孩及家属摆好体位，提升舒适度。

（2）告知患孩及家属将患肢处于功能位并加强锻炼的重要性及注意事项。

（3）对护士加强培训指导，做好患孩的锻炼及皮肤护理。

（4）总结经验教训，不断改进。

四、对策四：医护加强巡视观察，及时预防与处理皮肤损伤

（1）加强对科室医护人员的培训，每天组织人员负责督查巡视。

（2）医护人员加强为患孩翻身拍背、按摩。

（3）护士长定期召开全体护士会，对巡视观察不到位的原因进行探讨，总结经验以供分享。

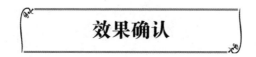

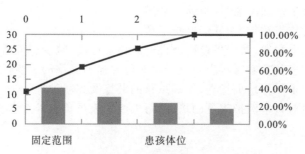

图 4　改善后效果

表 4　改善前后数据对比

项目	改善前(1)	改善中(2～5)				改善后(6)
调查日期	3 月 19 日—4 月 20 日	6 月 13 日—7 月 5 日	7 月 6 日—8 月 9 日	8 月 10 日—9 月 2 日	9 月 3 日—10 月 6 日	10 月 7 日—10 月 27 日
外固定皮肤损伤发生率(目标值14.2%)	35.6	14.5	14.4	13.8	13.6	14.1

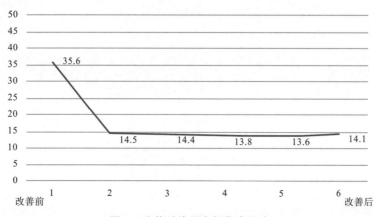

图 5　改善后外固定损伤发生率

检讨与改进

(1)与医生加强沟通,尽量缩小外固定的范围。

(2)实行传帮接带,指导年轻护士预防和处理压疮。

(3)与医生沟通,共同采取措施提升患孩舒适度,减少患孩活动度。

(4)告知患孩及家属将患肢处于功能位并加强锻炼的重要性及注意事项。

(5)对护士加强培训指导,做好患孩的锻炼及皮肤护理。

(6)加强对科室医护人员的培训,每天组织人员负责督查巡视。

案例7　提高中医科患者八段锦锻炼依从率

背景介绍

一、圈的组成

（1）小组成员：
（2）圈长：护士1。
（3）组员：护士2、护士3、护士4、护士5、护士6。
（4）指导员：护士长。

表1　成员资料与活动安排

姓名	职称	学历	年限	圈内分工
护士1	主管护师	本科	10年	组织、策划、制定查检表、制作幻灯片、整理资料
护士2	主管护师	本科	11年	培训、追踪、活动对策落实
护士3	护师	本科	5年	培训、追踪、活动对策落实
护士4	护师	大专	8年	收集数据、文字记录、拍照
护士5	护师	本科	3年	资料整理、数据分析
护士6	护士	大专	10年	收集数据、活动对策落实

二、圈名意义：锦锻圈

八段锦历史悠久，易学易行，动作柔美，坚持锻炼有强身健体的功效，希望医护共同努力在患者群体中推广这项健身活动。

三、圈徽意义：用我们的爱，通过中医调养守护每位患者的健康

人在运气功——意为中医调养
心——代表健康守护
＋——护理工作者

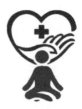

图1　圈徽

主题选定

通过头脑风暴、主题评定确定主题，问卷星调查。

表2　主题评定表

项目	减少护理人员给药错误发生率	减少跌倒事件发生率	提高艾灸正确执行率	提高耳穴埋豆的正确执行率	提高患者中药熏洗知识知晓率	提高患者八段锦依从率
上级政策	4.5	4.83	4.5	4.5	4.5	4.67
可行性	4.67	4.67	4.67	4.67	4.67	4.83
迫切性	4.67	4.67	4.67	4.67	4.67	4.67
圈能力	4.17	3.67	4.33	4.5	4.33	4.33
平均	4.5	4.46	4.54	4.58	4.54	4.63
小计	18	17.83	18.17	18.33	18.17	18.5

选题理由

（1）本期活动主题：提高中医科患者八段锦锻炼依从率

（2）选题理由：患者往往为多病共存，老年患者居多，治疗以中药口服及理疗为主，理疗仪器有限，患者等待时间长。同时，为了提高住院患者的自我调养能力，特此进行品管圈活动。

表3 活动计划拟定表

任务	计划开始日期	计划工时	负责人	QC手法
品管圈课程介绍	12月2日	7天	护士1	
组圈	12月9日	7天	护士1	
选定圈名圈徽	12月16日	7天	护士4、护士6	
主题选定	12月23日	7天	护士1	亲和图、头脑风暴
计划拟定	12月30日	14天	护士5	甘特图
现状把握	1月13日	28天	护士1	查检表、柏拉图、流程图
目标设定	2月10日	7天	护士5	圈能力、雷达图
解析	2月17日	7天	护士1	鱼骨图、头脑风暴
对策拟定	2月24日	28天	护士2、护士3	系统图、头脑风暴
实施与检讨	3月23日	59天	护士2、护士3	柏拉图、柱状图
效果确认	5月18日	14天	护士1	雷达图
标准化	6月1日	7天	护士5	流程图
检讨改进	6月8日	14天	护士1	
成果发表	6月22日	7天	护士1	

表 4　活 动 计 划 表

项目	2019年12月				2020年1月				2020年2月				2020年3月				2020年4月				2020年5月				2020年6月				负责人	地点
	1周	2周	3周	4周	1周	2周	3周	4周	1周	2周	3周	4周	1周	2周	3周	4周	1周	2周	3周	4周	1周	2周	3周	4周	1周	2周	3周	4周		
品管圈课程介绍	✱✱✱✱																												护士1	
组圈																													护士1	
选定圈名圈徽		✱✱✱✱																											护士4、6	
主题选定																													护士1	
计划拟定					✱✱✱✱✱✱✱																								护士5	
现状把握						✱✱✱✱✱✱✱✱✱✱✱✱																							护士1	
目标设定										✱✱✱✱																			护士5	示教室
解析											✱✱✱✱																		护士1	
对策拟定														✱✱✱✱✱✱✱✱															护士2、3	
实施与检讨																✱✱✱✱✱✱✱✱✱✱✱✱✱✱✱✱													护士2、3	
效果确认																					✱✱✱✱✱✱✱✱								护士1	
标准化																									✱✱✱✱✱✱✱✱				护士5	
检讨改进																													护士1	
成果发表																													护士1	

（表中标注"春节及疫情排支援影响"）

现状把握

一、依从性调查表内容

各位患者你们好：

　　为了我们更好地进行护理，促进你们的康复，提高我们的护理服务质量和水平，现制定本调查表以了解您八段锦锻炼的完成情况。感谢您花宝贵的时间完成这次调查，祝您健康！

　　床号：　　　　住院号：　　　　　日期：

　　1.您认为八段锦功能锻炼对您的康复有好处？［单选题］✱

　　○非常同意　　　　○比较同意　　　　○基本同意　　　　○不同意

　　2.您每次八段锦锻炼多长时间？［单选题］✱

　　○0～10 min　　　○11～20 min　　　○20～30 min　　　○30 min以上

　　3.您每周八段锦锻炼几次？［单选题］✱

　　○0次　　　　　　○1次　　　　　　○2次　　　　　　○3次及以上

4.您在院期间的功能锻炼主要来自?[单选题]＊

○自己主动完成　　　　○在他人的督促下能够完成

○完全依赖家属　　　　○完全依赖护士

○医生没叫我动,我不敢动

5.您不愿意做功能锻炼的原因是什么?[单选题]＊

○疼痛　　　　○不了解方法　　　　○认为没有什么必要

○怕加重病情　　○体力不够　　　　○缺乏他人帮助,缺乏督导

○懒惰　　　　○没有时间　　　　○场地受限

○其他

6.护士是如何对您进行功能锻炼的?[单选题]＊

○口头指导　　　　　　○讲解与示范相结合

○利用科室的健康宣教本　○视频或网络

○以上都有

7.您的责任护士有督查和了解您的功能锻炼情况吗[单选题]＊

○会　　　　　○偶尔会　　　　○经常　　　　○不会

注:检查人员:护士6　收集地点:中医科

收集时间:2020-1-14 到 2020-01-29

符号注记:问卷星

查文献得出每天锻炼 30 min 以上为达标:每天锻炼 1 次,1 次 2 个回合,每天锻炼 2 次,一次 1 个回合为达标[1]。问卷中第 2 题选择"30 min 以上"为依从性达标。

二、改善前查检数据分析

表5　2020 年 2 月患者八段锦锻炼时长($n=18$)

锻炼时长/min	人数	百分率/%
0～10	6	33.33
11～20	7	38.89
20～30	3	16.67
＞30	2	11.11

---

[1]　杨莹骊,王亚红,高树彪,肖珉,石濮菘,王璨.基于文献计量分析的八段锦临床研究证据[J].中医志,2019,08:664-670.

三、现状把握（柏拉图）

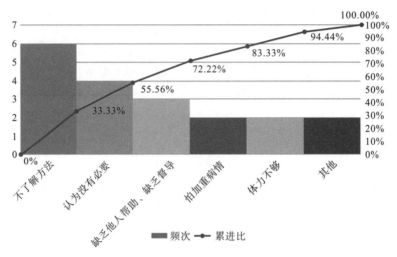

图2　中医科住院患者八段锦锻炼依从率

根据查检数据，结论：依据柏拉图二八定律，将不了解方法、认为没有必要、缺乏他人帮助、缺乏督导、怕加重病情作为本期活动的改善重点。

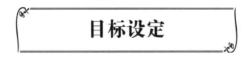

$$依从率 = \frac{中医科住院患者依从性达标数}{中医科住院患者调查总数} \times 100\%$$

一、计算圈能力

表6　图能力计算表

题目\选项	4.67
上级政策	4.83
可行性	4.67

续表

题目\选项	4.67
迫切性	4.33
圈能力	4.63

注：总分 7 分，平均分 4.63。

$$圈能力＝4.63/7×100＝61.64\%$$

二、目标值设定

目标值＝现况值＋改善值

$$＝现况值＋[（1－现况值）×圈能力×改善重点]$$

$$＝11.11\%＋[（1－11.11\%）×61.64\%×83.33\%]$$

$$＝11.11\%＋45.65\%$$

$$＝56.78\%$$

改善幅度：45.65%。

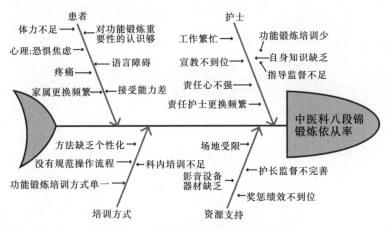

图3　八段锦锻炼依从率低原因分析

表 7　要因分析

鱼骨图中要因	鱼骨图中小要因	圈员	圈员	圈员	圈员	圈员	圈员	圈员	圈员	总分	备注
患　者	对功能锻炼重要性的认识不够	3	3	3	3	2	2	2	2	18	3
	语言障碍	2	2	2	2	1	2	2	2	13	
	体力不足	1	2	2	2	2	2	1	1	12	
	疼痛	1	1	1	2	1	1	1	1	8	
	接受力差	2	1	1	1	2	1	1	1	9	
	家属更换频繁	2	2	2	1	2	2	1	1	13	
	恐惧焦虑	1	1	1	2	1	1	1	1	8	
护士	宣教不到位	3	3	3	3	2	2	3	3	19	2
	责任心不强	1	2	2	1	1	2	2	2	11	
	自身知识缺乏	1	1	1	1	2	1	2	2	9	
	对患者指导监督不足	2	2	2	2	2	2	2	2	16	
	责任护士更换频繁	2	3	2	3	1	1	2	2	14	
	工作繁忙	1	1	2	1	3	1	2	2	11	
资源支持	影音设备材料缺乏	1	1	2	1	2	2	1	1	10	
	场地受限	1	1	2	1	1	2	1	1	9	
	工作忙而杂	2	3	2	2	2	1	2	2	14	
	护长监督不到位	1	2	1	2	2	2	3	3	13	
	奖惩绩效不到位	1	1	2	1	1	2	1	1	9	

续表

鱼骨图中要因	鱼骨图中小要因	圈员	圈员	圈员	圈员	圈员	圈员	圈员	圈员	总分	备注
培训方式	没有规范操作流程	3	3	3	3	2	3	3	3	20	1
	方法缺乏个性化	2	3	2	2	3	2	2	2	16	
	功能锻炼培训方式单一	2	3	2	1	3	3	3	2	17	4
	科内培训少	1	2	2	2	1	1	2	2	11	

要因：

(1)对功能锻炼重要性的认识不够

(2)宣教不到位

(3)没有规范操作流程

(4)功能锻炼培训方式单一

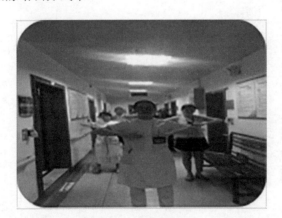

图4 八段锦授课

对策拟定

表 8　对策拟定整合表

what 问题点	why 重要原因	how 对策拟定	who 负责人	决策 可行性	决策 经济性	决策 效益性	总分	when 实施日期	where 地点
对功能锻炼重要性的认识不够	患者缺乏八段锦锻炼知识	加强对患者的健康知识宣教	护士 2	30	30	30	90		
	心理护理不到位	重视心理护理，与患者多沟通		26	26	26	78	2 月 17 日起	中医示教室
	护士对功能锻炼重视程度不够	建立奖惩制度，责任组长监督，对低年资护士进行培训考核		30	28	30	88		
宣教不到位	护士功能锻炼指导主动性欠缺	强化责任，关心患者	护士 1	26	28	30	81	2 月 17 日起	中医示教室
	护士缺乏功能锻炼相关知识	加强科内培训		30	30	28	88		
没有规范操作流程	未统一护士八段锦锻炼宣教内容	加强功能锻炼宣教培训	护士 5	26	30	30	86	2 月 17 日起	中医示教室
功能锻炼培训方式单一	宣教形式过于单一	临床采用"口头＋示范＋视频"3 种方式生动宣教	护士 3	30	28	28	86	2 月 17 日起	中医示教室

对策实施与检讨

一、对策一:强化培训考核内容,规范护士操作内容

(1)开展八段锦锻炼操作规范培训。

(2)规范八段锦锻炼频率,强度为每天一次或两次,每次 30 min。

(3)尤其加强对新护士、低年资护士及哺乳假返岗护士的培训。

(4)进行八段锦示范操作考核。

二、对策二:提高患者执行意识,责任护士指导督促

(1)制定八段锦教学"三部曲",七步 3 天学完,2 个难点动作重点教,口令跟练。

(2)及时评估,必要时再次评价,对宣教内容不清楚的要再次宣教。

(3)向患者讲解八段锦锻炼的重要性。

三、对策三:加强宣教,建立奖惩制度

(1)建立奖惩制度。

(2)进行专项培训,提高护士宣教意识,加强宣教。

(3)每周进行一次患者功能锻炼情况抽查,以促进护士落实功能锻炼指导。

四、对策四:术前集中宣教,及时评价,观看操作视频

(1)制作八段锦功能锻炼视频,利用公众号视频示范,以供护士指导患者功能锻炼时使用。

(2)要求护士在患者入院时、出院时加强宣教功能锻炼的重要性。

效果确认

一、有形成果

表9　八段锦锻炼依从性调查表

项目	第1次	第2次	第3次	第4次	第5次	第6次	第7次	第8次
达标人数	2	4	6	13	17	15	13	12
调查人数	18	13	11	25	30	24	20	18
依从率/%	11.11	30.77	54.55	52.00	56.67	62.50	65.00	66.67
目标值/%	56.78	56.78	56.78	56.78	56.78	56.78	56.78	56.78

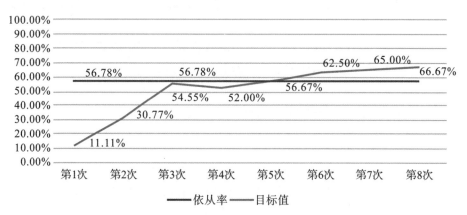

图5　中医科住院患者八段锦锻炼依从率

由此得知:通过品管圈活动,中医科住院患者八段锦锻炼依从率为66.67%。

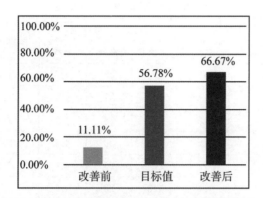

图 6　改善前后中医科住院患者八段锦锻炼依从率

二、无形成果

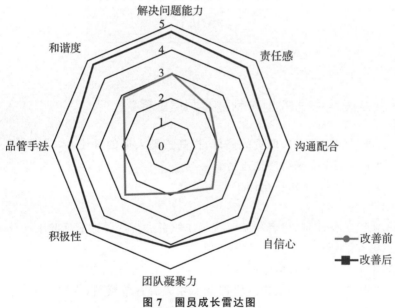

图 7　圈员成长雷达图

表 10 改善前后圈能力调查表

项目	改善前		改善后		活动成长	正/负向
	总分	平均	总分	平均		
解决问题能力	18	3	28	4.7	1.7	↑
责任心	14	2.3	27	4.5	1.7	↑
沟通协调	12	2	26	4.3	2.3	↑
自信心	15	2.5	28	4.7	2.2	↑
团队凝聚力	12	2	25	4.1	2.1	↑
积极性	17	2.8	28	4.7	1.7	↑
品管手法	12	2	26	4.3	2.3	↑
和谐度	17	2.8	28	4.7	1.9	↑

注：由圈员 6 人评分，每项最高 5 分，最低 1 分，总分 30 分。

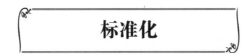

标准化

一、八段锦锻炼的相关制度及职责的修订

（1）通过制度及工作职责的修订，提高护理人员的责任心，促进相互间的配合，使护理工作准确有序地进行。

（2）适用范围：中医科全体护理人员。

（3）内容：

①明确工作职责，患者住院时按工作职责进行八段锦锻炼健康宣教，确保宣教正确有效地进行。

②床头设有锻炼提醒卡

③健康教育手册中制定八段锦锻炼相关的宣传资料，供每一位住院患者阅读。

④规范操作内容，每个护士均应知晓正确的八段锦锻炼的方法。

⑤及时评价患者对八段锦锻炼的掌握程度及锻炼效果。

（4）考核

①护士长定期检查执行情况,提高执行力。

②对制度落实不佳者,在科室登记本上记录,并加强培训。

(5)附则:

①实施日期:八段锦锻炼相关制度及职责的修订于 2020 年 6 月 28 日正式全面实施。

②修订依据:根据临床实际情况,必要时进行修订。

二、新进人员、低年资护理人员、哺乳假后返岗人员培训标准操作流程

(1)为使新进人员、低年资护理人员、哺乳假后返岗人员对呼吸功能锻炼操作流程熟练掌握,使其能在规范操作的基础上正确宣教。

(2)适用范围:中医科全体护理人员。

(3)内容:

①新进人员到岗后由带教老师负责完成八段锦锻炼操作的规范培训。

②低年资护理人员及哺乳假后返岗人员由科内指定高年资护士负责操作规范的培训。

③其他人员每半年进行一次操作规范培训及考核。

④考核:培训结束后,由护士长或科内总带教进行考核,并记录成绩。

四、附则

①实施日期:八段锦锻炼相关制度及职责的修订于 2020 年 6 月 28 日正式全面实施。

②修订依据:根据临床实际情况,必要时进行修订。

检讨与改进

表 11　检讨与改进

活动项目	收获	缺点或发展方向
主题选定	圈员能依据自身经验提出相应问题	圈员年资较低,导致提出的问题较少,选择性较少
活动计划拟定	计划拟定后,圈员能够依据计划进行各项工作	个别圈员对自身所负责的内容掌握不好

续表

活动项目	收获	缺点或发展方向
现状把握	搜集数据时圈员积极协作	圈员年资较低，思维较为局限
目标设定	预定目标改善信心增强	团队需检视自我期望与能力，向更高的标准挑战
解析	能熟练运用 QCC 手法解析	缺乏创意，问题分析不够透彻，应提高圈员的洞察力，改善圈员的分析能力
对策拟定	圈员能够秉承以最经济、最有效的方式拟定对策	对策拟定前沟通不良，导致圈员对对策重点不明朗
对策实施与检讨	圈员能够听取同仁的意见	圈员与患者家属沟通指导能力欠佳，个别对策需要患者配合，实施有困难
效果确认	能确保收集数据的真实性	应加深圈员间的沟通，保证数据的完整性
标准化	八段锦操培训及宣教标准的制定	灵活运用，不断完善，持续改进

案例8 提高CCU心衰患者出入量记录准确率

背景介绍

(1)圈长:负责小组成员召集及分工。

(2)辅导员:负责辅导,帮助协调。

(3)圈员:由科室护士、护师、主管护师组成。

(4)成员人数:9人。

主题选定

一、选题过程

表1　主题选定表

主题评价项目	票数	顺序	选定
提高护士对患者血源性感染的知晓率	1	2	
提高CCU患者出入量记录的准确率	7	1	★
提高CCU患者物品放置的规范率	1	2	
提高CCU患者家属医疗垃圾分类知晓率	0	3	
提高轮训第一年护士疼痛评估准确率	0	3	

出入量:①入量包括饮水量、食物中的含水量、输液量、输血量等。②出量包括尿量、大便量、呕吐物量、出血量、引流量、创面渗液量、特殊治疗[如连续性肾脏替代治疗(continuous renal replacement therapy,CRRT)脱水量]等。

出入量记录准确率=出入量记录正确的次数/出入量记录总次数×100%

二、选题背景

患者的出入量情况可以指导医生为患者制订合理的补液方案，同时有利于医护人员观察患者的病情发展、改善情况。通过对患者出入量的观察及准确记录，可及时了解患者病情的动态变化，从而制定相应的治疗及护理措施，以有效地控制由于液体量过多或过少对患者治疗造成的不良后果，减少并发症的发生。对于心力衰竭患者，液体管理尤为重要，准确记录出入量有利于患者住院期间的水量控制和出院后的自我观察；可预防急性心力衰竭及心衰加重，改善心衰症状，减少患者住院天数，减少重复住院次数。

三、选题意义

（1）对患者：准确记录出入量有利于患者住院期间的水量控制和出院后的自我观察。

（2）对护士：准确记录出入量能为临床医生制订更精准的治疗方案提供依据。

（3）对医院：准确记录出入量能减少心衰患者住院天数，减少重复住院次数。

拟定活动计划

表 2 活动计划表

项目	2019年2月 (3、4周)	2019年3月 (1~4周)	2019年4月 (1~4周)	2019年5月 (1~5周)	2019年6月 (1~4周)	2019年7月 (1~5周)	2019年8月 (1~4周)	2019年9月 (1~4周)	2019年10月 (1~5周)	2019年11月 (1~3周)	负责人
主题选定	┈—										护士1,2
活动计划拟定	┈—	┈—									护士3,4
现状把握		┈—									护士2,5
目标设定			┈—								护士6,7
原因分析			┈—								护士7,8
对策拟定				┈—							护士5,9
对策实施与检讨				┈—	┈—	┈—	┈—				护士4,10
效果确认								┈—			护士3,11
标准化									┈—		护士5,10
检讨与改进										┈—	护士3,10

现状把握

2019 年 3 月 1—31 日，CCU 心衰患者出入量记录 130 次，不合格数 86 次，准确率为 33.85%。根据每周的检查数据，患者饮水量计算不准确、食物水量换算错误、尿量计算不准确是造成 CCU 患者出入量准确率低的主要原因。具体见表 2。

表 3　2019 年 3 月 1—31 日 CCU 心衰患者出入量记录准确情况

周次	记录总次数	记录不及时次数	漏记次数	饮水量计算不准确次数	食物含水量换算错误次数	粪便、呕吐物量计算不准确次数	尿量计算不准确次数	准确率/%
第一周	32	1	1	4	10	1	5	31.25
第二周	36	2	0	5	12	1	4	33.33
第三周	33	0	1	5	9	2	4	36.36
第四周	29	1	0	4	11	1	2	34.48
合计	130	4	2	18	42	5	15	33.85

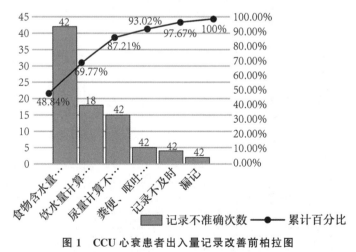

图 1　CCU 心衰患者出入量记录改善前柏拉图

目标设定

目标值＝现况值＋改善值
　　　＝33.85％＋(1－33.85％)X0.60X87.21％
　　　＝68.46％

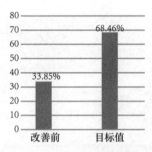

图2　CCU心衰患者出入量记录

原因解析

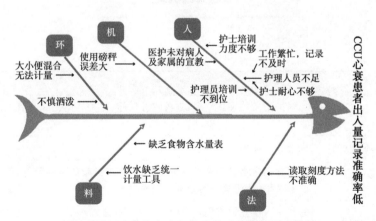

图3　CCU心衰患者出入量记录准确率低原因分析

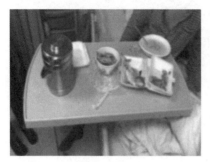
图 4　食物含水量计算不准确

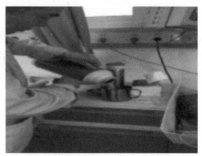
图 5　饮水量不准确

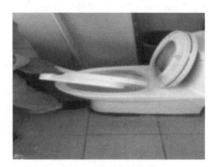
图 6　尿量计算不准确

对策拟定

表 4　对策拟定表

项目	解决对策
人	加强护士及护理员培训；完善宣教措施，医护共同完成患者及家属的宣教
环境	保持统一使用的用具清洁干燥
设备/材料	使用食物含水量换算表；使用统一的刻度清晰的塑料量杯；使用统一的弹簧秤；使用统一的带刻度尿壶
流程/制度	完善出入量登记流程，成立出入量记录监督小组；严格交接班，每班做好记录

对策实施与检讨

一、对策一:加强培训,完善并执行流程制度

(1)加强护理人员学习培训:举行出入量记录的相关专业知识培训,提高护理人员责任心,使其认识到出入量记录的重要性,准确的出入量计算可为医生提供治疗依据。

(2)完善出入量记录流程,加强制度执行监管,明确责任;成立出入量记录监督小组;严格交接班,每班做好记录,护士每班自查;护士长及科室质控员每天抽查评价每个责任护士的工作情况,评估患者病情变化及出入量记录的准确性。

二、对策二:加强人员沟通协作

(1)加强医护人员之间的沟通协作,防止漏记、多记、重复记录等情况,保证出入量记录的准确性。

(2)加强患者的健康教育。对患者及家属进行相关知识的宣教,讲解出入量记录的相关注意事项,使其认识到准确记录出入量的重要性,取得配合。责任护士每日床边进行个性化宣教,针对不同的患者采取不同的方式,讲解内容科学、实用、通俗易懂。

三、对策三:强化设备、环境管理

(1)增购电子秤、量杯;对使用中的仪器进行定期维修及预防性维护,防止误差。

(2)使用食物含水量换算表;使用统一的刻度清晰的塑料量杯;使用统一的弹簧秤;使用统一的带刻度尿壶;保持计量工具清洁、干燥,为正确记录出入量提供科学依据。

效果确认

经过一段时间的干预监督后，CCU 心衰患者出入量记录准确率由 33.85％提升至 68.46％。持续监测结果见表 5 和图 7。

表 5　CCU 心衰患者出入量记录情况表

项目	5 月	6 月	7 月	8 月	9 月	10 月	11 月
记录总数	150	29	61	137	73	64	65
记录不及时	8	1	1	4	2	1	0
漏记	4	0	2	4	1	1	2
饮水量计算不准确	8	1	4	9	1	3	3
食物含水量换算错误	26	4	4	9	3	2	3
粪便、呕吐物量计算不准确	13	2	4	2	0	0	2
尿量计算不准确	6	2	3	11	2	2	3
记录准确总数	85	19	43	98	64	55	52
记录准确率/％	56.67	65.51	70.49	71.53	87.67	85.94	80.00

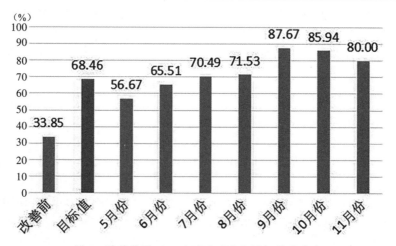

图 7　改善前后 CCU 心衰患者出入量记录准确率

检讨与改进

(1)规范出入量记录流程,并将其纳入科室护理人员的培训、考核计划。

(2)持续监测出入量记录的正确率,观察监测指标的稳定性,对数据进行收集,并加以持续质量改进。

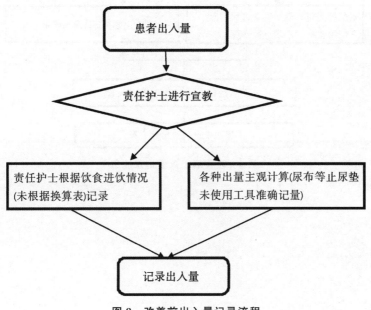

图8　改善前出入量记录流程

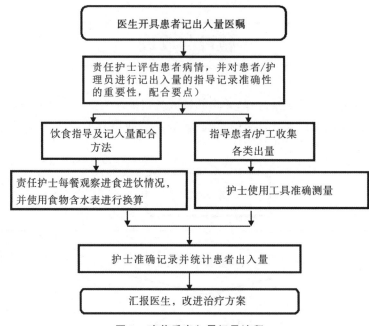

图9　改善后出入量记录流程

案例 9 提高雾化吸入患者体位规范率

成员介绍

(1)组长:护士长。

(2)协调员/秘书:副主任护师。

(3)成员:主管护师 1、主管护师 2、主管护师 3、主管护师 4、护师 1、护师 2。

主题选定

表 1 主题选定表

主题	上级政策	可行性	迫切性	圈能力	总分	顺序	选定
提高吸入剂的正确使用规范率	28	32	26	24	110	5	
提高手卫生的依从率	26	28	28	32	114	4	
降低无创通气的患者鼻面部压疮率	30	34	36	34	134	3	
提高患者行支气管镜的依从性	34	36	40	36	146	2	
提高雾化吸入患者的体位规范率	36	38	44	40	158	1	★

续表

分数/人数	重要性	迫切性	上级政策
1	次重要	次迫切	次相关
3	重　要	迫　切	相　关
5	极重要	极迫切	极相关

一、选题背景

不同体位超声雾化吸入与氧气雾化吸入对慢性阻塞性肺病（chronic obstructive pulmonary disease，COPD）患者 SPO_2 影响的观察（《基础医学论坛》2018 年 11 月第 16 卷第 33 期）。

二、选题意义

（1）对医院而言：为患者提供全面、全程、优质的护理服务，缓解医、护、患矛盾；增加社会效应，提升各医院的整体品牌形象。

（2）对科室而言：提高患者雾化体位规范率；提高患者生命质量；提高科室经济效益；提高患者满意度。

（3）对患者而言：提高患者雾化体位规范率；减少医疗费用，减轻痛苦，尽快达到治疗效果。

（4）对护士而言：提高综合素质，增强团队凝聚力；改善工作效率和品质，提高护士整体形象。

拟定活动计划

表 2 活动计划表

what	when																	who	where	how
	2020 年																			
		3 月				4 月				5 月				6 月						
主题	时间	1周	2周	3周	4周	1周	2周	3周	4周	1周	2周	3周	4周	1周	2周	3周	4周	负责人	地点	PDCA工具
P	主题选定	••	••															组长	示教室	头脑风暴
	计划拟定			••	••													护士1	示教室	头脑风暴 甘特图
	现况把握					••	••											护士2	示教室	调查表 柏拉图
	目标设定							••										护士3	示教室	条形图
	解析							••										护士4	示教室	鱼骨图 柏拉图
	对策拟定								••	•								护士5	示教室	头脑风暴 小组讨论
D	实施与讨论									••	••	••	••	••				护士3	示教室	PDCA
C	效果确认																••		组长	示教室	柏拉图
	标准化																••		护士2	示教室	头脑风暴 小组讨论
A	检讨与改进																	••	组长	示教室	小组讨论

现况把握

(1)时间：2020 年 3 月 1—31 日。

(2)方法：数据收集。

表 3　数据收集结果分析

缺陷项目	缺陷例数	所占百分比/%	累计百分比/%
人	28	36.36	36.36
环境	10	12.99	49.35
管理	17	22.08	71.43
设备	22	28.57	100
合计	77	100	

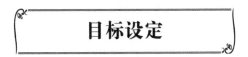

雾化吸入患者体位规范率＝住院患者雾化吸入规范人数/

抽查雾化吸入患者的总人数×100%

＝231/308×100%

＝75.00%

2020 年 3 月行雾化吸入共 308 例，规范体位 231 例，体位规范率为 75.00%。

目标设定

设定理由：目标值＝现况值－改善值(现况值×改善重点×圈能力)。

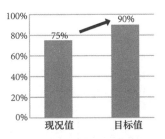

图 1　设定目标值

原因解析

一、原因分析鱼骨图

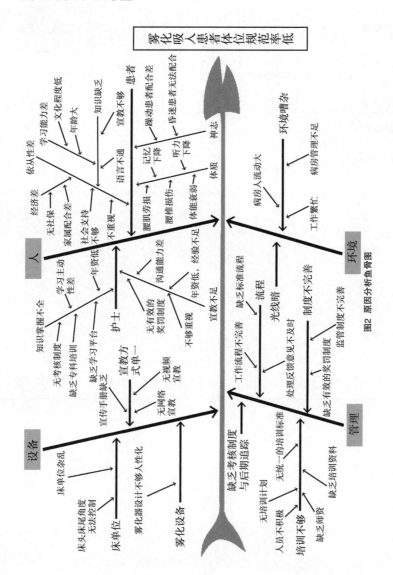

图2 原因分析鱼骨图

二、要因分析

要因确认（评价法）：根据重要性按 5、3、1 进行打分，根据 80/20 原则，排名前 20％的为主要原因。

表 4　要因分析表

末端原因	圈员打分情况							总分	排名	选定
	组长	护士 1	护士 2	护士 3	护士 4	护士 5	护士 6			
宣教不足	5	5	5	5	5	5	5	35	1	√
床单位无法达到要求	5	5	5	5	3	5	5	33	2	√
缺乏标准流程	3	3	5	5	5	5	5	31	3	√
患者年龄大	5	3	5	5	3	5	3	29	4	
缺乏专科培训	5	5	5	3	3	3	3	27	5	
宣教方式单一	1	3	3	5	3	5	5	25	6	
缺乏家属参与	3	3	5	5	3	3	3	25	6	
处理反馈意见不及时	1	3	3	5	5	1	5	23	7	
病房人流动大	1	3	1	3	3	5	3	19	8	
无有效的奖罚制度	3	1	3	1	1	3	3	14	9	
缺乏培训资料	1	1	5	3	1	1	1	13	10	

计划拟定与实施

一、对策一:病床换成可调节高度的床

(1)知识宣教:指导床高度的调整;体位调整。
(2)体位告知:有效雾化吸入动作体位示范。

二、对策二:制作方言版雾化吸入视频,面对面宣教、做示范

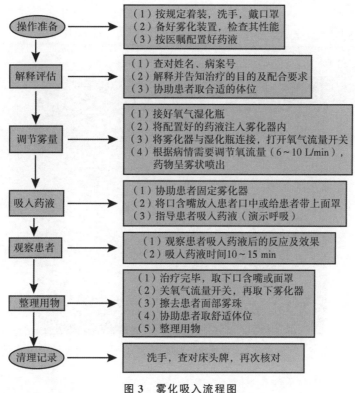

图3　雾化吸入流程图

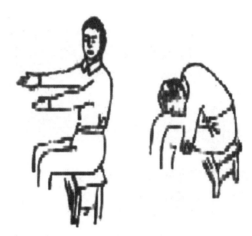

图 4　体位调整与体位示范

三、对策三：制作宣传手册和微信小视频，注重反馈

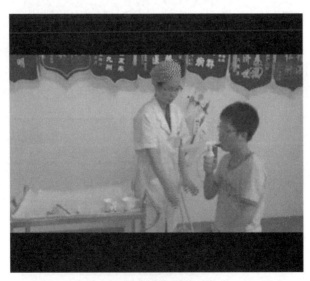

图 5　现场指导

四、对策四:制定干粉吸入剂的标准流程,对护士进行培训、考核

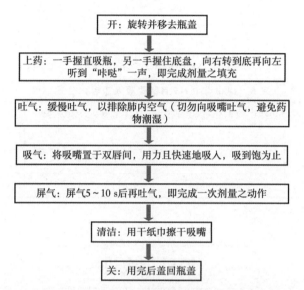

开:旋转并移去瓶盖

上药:一手握直吸瓶,另一手握住底盘,向右转到底再向左
听到"咔哒"一声,即完成剂量之填充

吐气:缓慢吐气,以排除肺内空气(切勿向吸嘴吐气,避免药
物潮湿)

吸气:将吸嘴置于双唇间,用力且快速地吸入,吸到饱为止

屏气:屏气5~10 s后再吐气,即完成一次剂量之动作

清洁:用干纸巾擦干吸嘴

关:用完后盖回瓶盖

注:当出现一红色标记则表示只剩下 20 次的剂量,全部出现红色则表示瓶内无药。

图 6 都保使用流程图

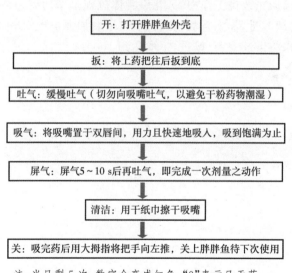

开:打开胖胖鱼外壳

扳:将上药把往后扳到底

吐气:缓慢吐气(切勿向吸嘴吐气,以避免干粉药物潮湿)

吸气:将吸嘴置于双唇间,用力且快速地吸入,吸到饱满为止

屏气:屏气5~10 s后再吐气,即完成一次剂量之动作

清洁:用干纸巾擦干吸嘴

关:吸完药后用大拇指将把手向左推,关上胖胖鱼待下次使用

注:当只剩 5 次,数字会变成红色,"0"表示已无药。

图 7 沙美特罗使用流程图

效果确认

2020 年 4—6 月，雾化吸入患者体位规范率达到目标值。

表 5　2020 年 4—6 月雾化吸入患者体位规范率

月份	雾化吸入患者总人数	雾化吸入规范人数	规范率/%
2020 年 4 月	225	203	90.2
2020 年 5 月	198	182	91.9
2020 年 6 月	210	198	94.2

检讨与改进

(1)在持续质量改进工作中，雾化患者体位规范率达到目标值 90％以上，但仍需进行持续改进，加强宣教，完善流程，继续加强护士的培训。

(2)接下来将继续完善、改进，争取达到 100％。